AF385597

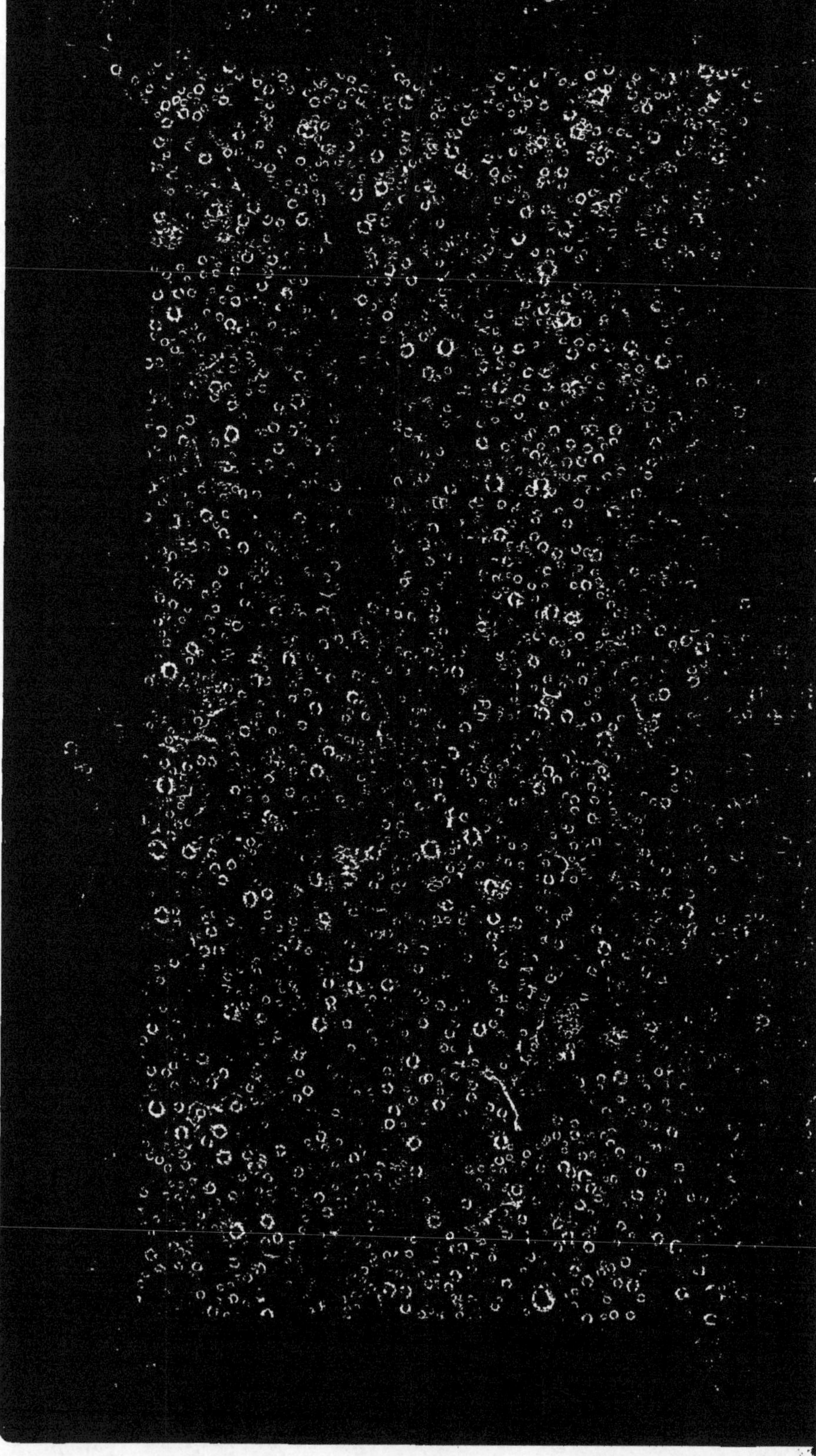

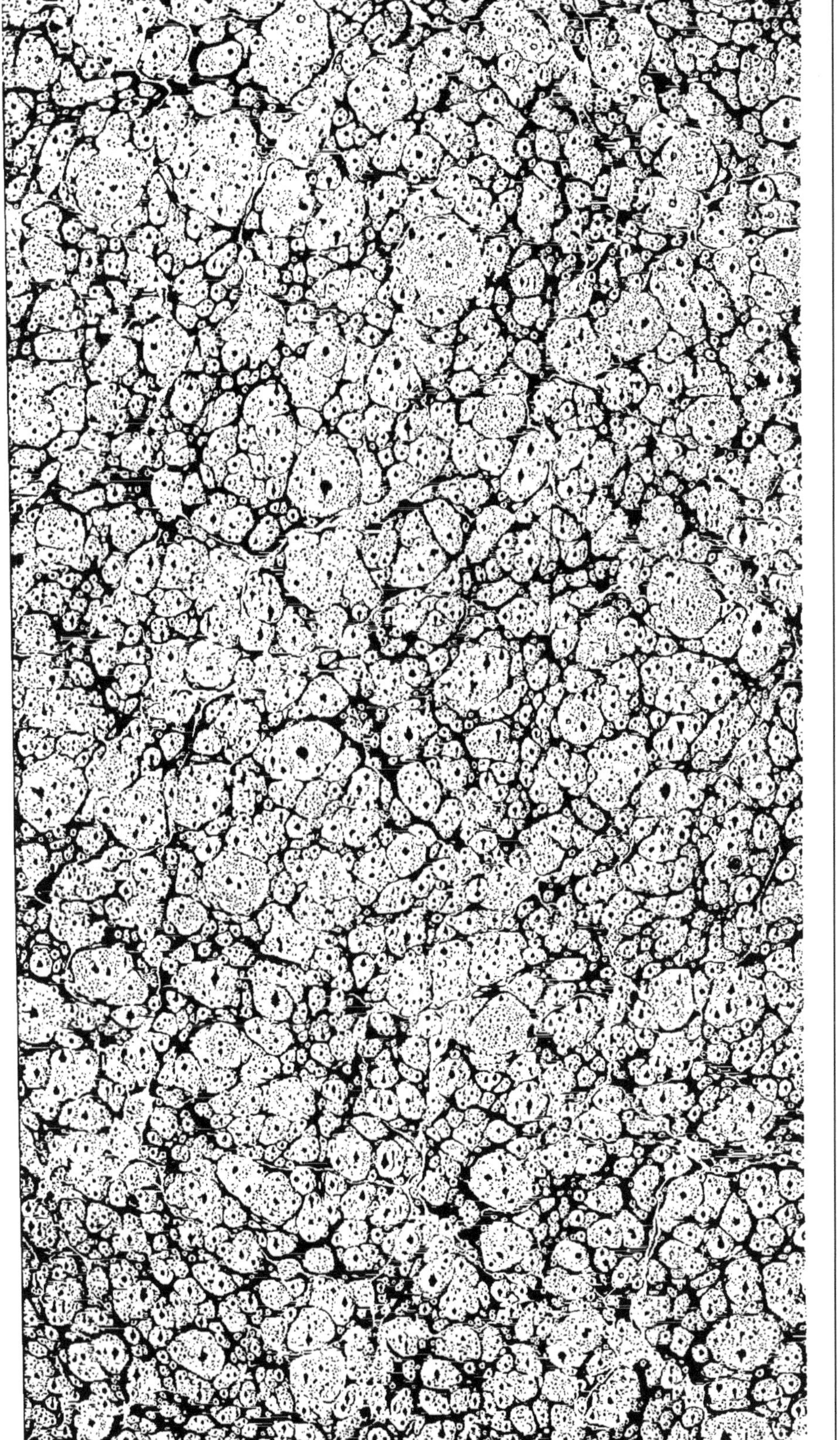

DE L'ACTION COMPARÉE

DE L'OPIUM,

ET DE SES PRINCIPES CONSTITUANS

SUR L'ÉCONOMIE ANIMALE.

IMPRIMERIE DE MARCHAND DU BREUIL,
rue de la Harpe, n. 80.

DE L'ACTION COMPARÉE

DE L'OPIUM,

ET DE SES PRINCIPES CONSTITUANS

SUR

L'ÉCONOMIE ANIMALE.

PAR P. A. CHARVET,

DOCTEUR EN MÉDECINE.

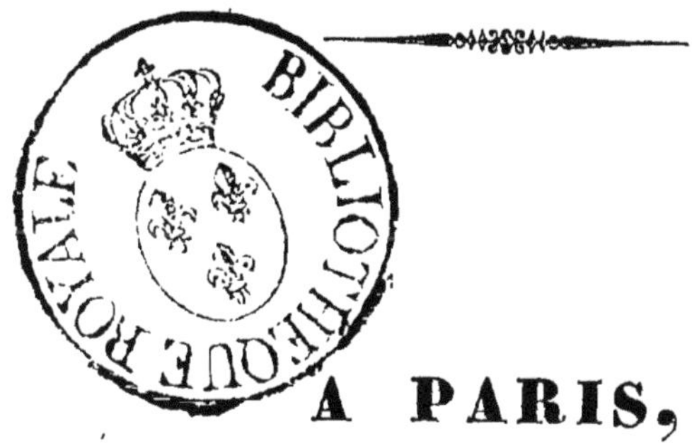

A PARIS,

CHEZ F. G. LEVRAULT, RUE DE LA HARPE, N° 81;

ET RUE DES JUIFS, N° 33, A STRASBOURG.

1826.

A MON ONCLE

J. BRETON,

DOCTEUR EN MÉDECINE, PROFESSEUR DE PHYSIQUE
A LA FACULTÉ DES SCIENCES DE GRENOBLE.

A. Charvet.

PRÉFACE.

Lorsque M. Sertuerner fit connaître la nature alcaline de l'un des principes cristallisables de l'opium, un nouveau champ de recherches s'ouvrit dans les sciences.

D'un côté, les chimistes, guidés par l'analogie, cherchèrent, dans les médicamens actifs, des principes immédiats par des méthodes plus rationnelles que celles qu'ils avaient suivies jusque-là. D'un autre côté, les médecins essayèrent les nouveaux produits dont on enrichissait la matière médicale. De grandes similitudes dans la manière d'agir durent leur persuader d'abord que l'opium, le quinquina, etc., ne devaient les vertus médicinales qui les caractérisent qu'à la présence des principes particuliers que l'on en retire, et que ces principes isolés pouvaient être employés dans les mêmes circonstances que les substances mêmes. L'expérience a un peu modifié cette opinion.

Aidé par les belles découvertes faites en physiologie depuis quinze ans, je me suis proposé de comparer l'action des principes immédiats de l'opium avec celle de ce suc, prise pour type, et d'établir autant qu'il serait possible les similitudes et les différences qui peuvent exister dans leur manière d'agir sur nos organes.

La publication de ce traité est due à une circonstance particulière qu'il n'est pas inutile de faire connaître. Lorsque j'entrepis les expériences qui en font le sujet, j'étais loin de prévoir qu'il serait soumis au jugement du public : j'avais alors pour but de remplir une tâche exigée en soutenant devant la faculté de médecine une thèse pour obtenir le grade de docteur. L'étendue du sujet ne me permit pas de me renfermer dans des limites ordinaires , et n'ayant pu obtenir de l'école la faveur de choisir un imprimeur , je ne lui présentai qu'un petit nombre de propositions sur le sujet qui nous occupe. Je réclame l'indulgence de mes lecteurs , en les priant de se rappeler que je n'ai l'intention de publier ni un traité complet , ni une monographie sur l'opium, mais seulement ma dissertation inaugurale telle qu'elle devait être présentée à des professeurs toujours pleins de bienveillance pour les candidats, dont le plus grand nombre écrit, dans cette occasion, pour la première fois.

INTRODUCTION.

L'opium, ὄπιον des Grecs, *opium* des Latins, *affion* des Arabes, est le suc gommo-résineux que l'on retire du pavot somnifère (*papaver somniferum.* Linn.).

La connaissance du pavot remonte à une prodigieuse antiquité ; son histoire ne nous est parvenue qu'entourée de fables allégoriques. La mythologie nous apprend que Cérès la première le fit connaître aux Grecs, qui le lui consacrèrent ou par reconnaissance, ou comme symbole d'abondance, à cause de la grande quantité de graines qu'il produit. Cette fable semblerait prouver que déjà dans ces temps reculés le pavot était cultivé en grand, soit pour son suc, soit pour ses graines; et c'est peut-être à cause de cela qu'on représentait, sur des pierres gravées, Cérès assise auprès d'un *modium* ou boisseau, d'où sortaient trois épis de blé et deux têtes de pavot.

Les anciens connaissaient certainement les propriétés du suc de pavot, puisque cette plante faisait partie des attributs de Morphée et de la nuit; ils connaissaient peut-être aussi ses propriétés médicinales, car on voit représentée sur des pierres antiques une tête de pavot entourée d'un serpent.

S'il était permis de faire quelques conjectures sur cette matière, on pourrait dire que les Grecs ayant puisé leurs premières connaissances et le fond de toutes leurs fables chez les Égyptiens, les Perses et les Chaldéens, c'est à ces peuples qu'ils durent la connaissance de l'opium. Tout porte à croire, en effet, que c'est des contrées chaudes de l'Asie que le pavot est originaire ; aujourd'hui encore, c'est là qu'il est cultivé avec le plus de succès ; des campagnes immenses en sont couvertes chaque année, et l'opium, que l'on y recueille, l'emporte sur celui de tous les autres pays par ses vertus héroïques.

C'est à tort que quelques auteurs ont avancé que les Chinois avaient aussi connu l'opium très-anciennement ; il résulte de quelques renseignemens, que M. Abel Rémusat a bien voulu me communiquer, que les Chinois n'en parlent dans leurs livres que comme d'une substance qui leur est apportée du dehors, et dont ils ne connaissent pas même le mode de préparation, puisqu'ils parlent vaguement d'une longue aiguille dont on se servirait pour faire à la plante une piqûre d'où s'écoulerait le suc d'opium. Le nom arabe qu'ils donnent à cette substance ferait croire que c'est par les Orientaux qu'ils l'ont reçue d'abord. Cependant les Chinois ont un pavot très-semblable à celui que l'on cultive en Asie ; Thumberg dit même que c'est le pavot somnifère de Linné : ils l'emploient dans plusieurs maladies, et surtout dans la dyssenterie.

Les écrits les plus anciens dans lesquels il soit fait mention du suc de pavot, μηκωνιον, sont ceux attribués à Hippocrate. Il n'y est indiqué que rarement, et encore le père de la médecine semble ne pas bien connaître ses propriétés, lorsqu'il dit que l'opium est purgatif. Aussi Galien et d'autres commentateurs ont pensé que μηκωνιον ne signifiait pas toujours suc de pavot pour Hippocrate, et qu'il avait appliqué ce nom au suc de plusieurs autres plantes. Mais ne semble-t-il pas désigner l'opium, lorsqu'il dit, par exemple : υπνοτικον μη-κωνιον (*somnificum papaveris succum*); et n'est-ce pas du pavot qu'il parle en disant : τροφιμον μηκων (*vescum papaver*)? Il paraît donc que l'opium, quoique connu par les médecins grecs du siècle d'Hippocrate, était peu employé par eux. Son usage ne devint fréquent que plus de cent cinquante ans après ; c'est à Sérapion, chef des médecins de la secte des empiriques, qui vivait en l'an du monde 3700, et à ses successeurs, que l'on doit vraiment l'introduction de l'opium dans la matière médicale. Depuis cette époque, il fut tour-à-tour rejeté ou employé suivant les divers systèmes qui dominèrent en médecine ; souvent il fut associé à d'autres substances que l'on regardait comme ses correctifs, ou uni à des véhicules plus ou moins actifs. De là, le *philonium*, la thériaque, les pilules de cynoglosse, le laudanum, etc. Aucun médicament n'a été plus que l'opium l'objet de recherches analytiques, de combinaisons pharmaceutiques, d'hypothèses, relativement à son mode d'action sur l'économie. Aucun médicament n'a été vanté par les uns, condamné par d'autres avec autant d'exagération. On pourrait former une bibliothèque de tous les ouvrages qui ont été écrits sur l'opium, et l'attention qu'il a su exciter depuis tant de siècles suffirait seule pour prouver sa grande utilité en médecine. Ce n'est pas là le sort des substances peu actives ou dont les propriétés sont imaginaires ; elles peuvent avoir une réputation momentée, mais on finit par ne conserver bientôt que le souvenir de leur peu d'efficacité.

Les auteurs ne sont pas d'accord sur la manière dont les Orientaux préparent l'opium : suivant les uns, c'est le suc épaissi et recueilli en larmes sur les capsules et les tiges du pavot ; selon d'autres, c'est la matière extractive, obtenue par expression après que la plante a été pilée, ou par la décoction et l'évaporation. Les Latins réservaient le nom d'*opium* pour la première de ces préparations , et donnaient à l'autre le nom de *meconium*. Les Arabes établissaient la même distinction sous le nom d'*affion* et de *poust*. Suivant quelques auteurs, le mot *poust* désignait, chez les Latins, un produit encore plus impur que le *meconium*.

Voici , au rapport des voyageurs, la manière dont on recueille l'opium en larmes : on fait, avec un instrument en fer muni de plusieurs lames saillantes, des incisions parallèles sur les capsules et le sommet des tiges du pavot avant sa parfaite maturité. Il en découle un suc laiteux, épais, qui se dessèche rapidement par la chaleur de l'atmosphère, et se concrète en larmes globuleuses jaunâtres. On recueille ce suc concret; on l'humecte pour le ramollir , et on le réduit avec des spatules de bois en masses homogènes. Ce serait là l'opium en larmes, qui reste , dit-on , dans l'Orient pour l'usage des riches. Celui qui nous arrive en Europe serait préparé, soit en pilant les pavots à l'époque où le suc propre est formé, et en les exprimant pour en extraire le suc que l'on ferait épaissir , soit en faisant macérer ou bouillir dans l'eau les plantes qui ont déjà fourni l'opium en larmes, et en faisant ensuite évaporer à la consistance d'extrait. Wedelius , Jones, Scheel , pensent que l'opium du commerce contient le suc propre recueilli par incisions et celui fourni par expression. Cette opinion est fort probable : d'une part , ses propriétés énergiques ne permettent pas de croire qu'il soit préparé avec des plantes déjà privées de leur suc propre; d'autre part, des débris de feuilles et de tiges, des fibres ligneuses, des graines de polygonées, etc., mêlés à l'opium du commerce, semblent indiquer qu'on n'a pas apporté à sa préparation tous les soins que l'on met, selon les voyageurs, à la récolte de l'opium en larmes.

Pierre Belon prétend que l'opium est recueilli en larmes agglomérées pour former des masses jaunâtres, mollasses, du poids de quatre onces au plus; mais qu'il n'est pas envoyé d'Asie dans cet état, et que c'est la fraude qui augmente le volume des masses et qui en change l'aspect en y introduisant des matières étrangères.

Quel que soit le procédé employé pour sa préparation, l'opium, tel qu'il nous arrive par Alexandrie, Smyrne, Alep, est une substance solide, concrète, se laissant ramollir par la chaleur de la main, disposée en masses sphéroïdales ou aplaties, du volume du poing environ, entourées de feuilles et d'autres débris végétaux; d'un brun rougeâtre à l'extérieur, à cassure noire un peu brillante, d'une saveur excessivement amère, d'une odeur forte un peu aromatique.

Je ne dirai rien des différences que l'on avait prétendu exister entre l'opium provenant des variétés de pavot à graine noire et à graine blanche,

à tête sphéroïdale ou à tête oblongue. Je ne m'é-
tendrai pas non plus sur les moyens inventés
pour l'altérer en augmentant sa masse ; ils étaient
déjà connus du temps de Dioscoride, qui indique
les sucs de *glaucium* et de laitue sauvage comme
fréquemment employés dans ce but ; le dernier
surtout, comme jouissant de propriétés analogues
à celles de l'opium. Je ne rappellerai pas les procédés imparfaits à l'aide desquels les anciens prétendaient pouvoir distinguer le bon opium de celui
qui était ainsi altéré: tous ces détails appartiennent
essentiellement à un traité des drogues, et sont
presque étrangers à mon sujet. Je dirai seulement
que, depuis que la médecine fait usage des sels de
morphine , à l'état de pureté , les pharmaciens,
étant souvent dans le cas de décomposer l'opium
pour préparer ces sels , ont pu s'assurer plus
d'une fois que celui qui est le plus noir et le plus
sec à la cassure , n'est pas toujours le plus riche
en principes actifs. Au contraire , un opium mollasse et peu foncé en couleur est quelquefois excessivement chargé de morphine et de narcotine.
On conçoit, en effet, très-bien que de l'opium
de mauvaise qualité puisse présenter une cassure
noire et vitreuse ; il suffit pour cela que la substance extractive, qu'elle provienne du pavot
même , ou qu'elle ait été introduite par fraude,
soit bien pure et bien cuite. Plus elle l'emportera

en quantité sur le suc propre , plus aussi l'aspect de la substance se rapprochera de celui du suc de réglisse , par exemple , pour prendre une matière bien connue. On ne doit donc pas attacher trop d'importance à l'aspect de la cassure dans le choix de l'opium. L'analyse chimique , et à son défaut l'odorat et le goût , voilà les moyens les plus sûrs de reconnaître celui qui est de bonne qualité.

La difficulté de se procurer de l'opium oriental à l'état de pureté , avait fait proposer il y a long-temps d'introduire , en Europe , la culture du pavot de manière à pouvoir y recueillir son suc en larmes. Pierre Belon , dans ses observations écrites en 1553, disait : « Qui voudroit cultiver le pavot en Europe , France , Allemagne ou Italie , nous croyons qu'on en pourroit aussi bien faire comme en Asie , moyennant qu'on print la peine de le recueillir ainsi qu'il faut. » Dillen , Quercetanus , Ettmuller , Jean Falk , Haller , Arnot , et récemment MM. Accarie , Dubuc , Savaresi et Saxe , Loiseleur-des-Longchamps, parlent d'opium recueilli en Allemagne , en Suède , à Gottingue , en Angleterre , en France , à Naples , et qui jouissait de propriétés analogues à celui d'Asie. Nous reviendrons sur l'action de l'opium indigène.

La composition chimique de l'opium a été un sujet de recherches pour la plupart des anciens

auteurs qui se sont occupés de cette substance ;
ils ont fait des essais d'analyse à leur manière.
Wedelius, Cartheuser, Neumann, Tralles, Buc-
quet, Lassonne, Baumé, sont ceux qui ont le
plus travaillé sur sa composition. Ils avaient prin-
cipalement pour but d'enlever à ce médicament,
par des procédés plus ou moins compliqués, un
principe irritant qu'ils jugeaient y exister uni au
principe sédatif, d'après leurs expériences sur les
animaux.

Ce n'est que depuis les grandes découvertes
faites par la chimie moderne que l'on a pu arriver
à quelque chose de satisfaisant sur la composition
de l'opium et sur la nature des principes qui le
constituent. Dubuc, de Rouen, fut un des premiers qui appela l'attention des chimistes sur ce
précieux médicament. (Ann. de Chim. t. 38, 1801.)
Dérosne signala, pour la première fois, en 1803,
l'existence, dans l'opium, d'un principe cristallisable dont il entrevit quelques-unes des propriétés.

Deux ans après (24 décembre 1804), M. Seguin
lut, à l'académie des sciences, un mémoire dans
lequel il annonçait, dans l'opium, l'existence d'un
principe cristallisable, amer, insoluble dans l'eau,
soluble dans l'alcool et les acides, que l'on obtenait en traitant l'extrait d'opium par les alcalis, et
lavant le précipité avec de l'alcool. Il parlait éga-

lement d'un acide particulier contenu dans l'opium , susceptible de donner une belle couleur rouge avec les sels de fer , et se rapprochant par sa nature des acides acétique et malique.

M. Sertuemer , pharmacien à Eimbeck , publiait de son côté , en 1805, des résultats tellement semblables à ceux de M. Séguin, sur l'analyse de l'opium , que l'on aurait pu croire qu'il avait eu connaissance des travaux de ce dernier, si plus tard il n'avait positivement affirmé le contraire. Depuis cette époque, d'autres chimistes, et M. Sertuemer lui-même , s'occupèrent encore de cette analyse , et enfin , en 1817, ce chimiste annonça que le principe cristallisable de l'opium pouvait être regardé comme un corps de nature alcaline , qu'il proposa de nommer *morphine*.

Il est évident, d'après ces faits, que M. Vauquelin a réclamé avec raison la priorité de la découverte de la morphine en faveur de M. Séguin , mais que M. Sertuemer a rendu un grand service à la science en faisant connaître la morphine comme un alcali, puisque c'est alors seulement que la chimie a pu agir méthodiquement. Dès ce moment, les procédés pour sa préparation ont été simplifiés ; on a su l'unir aux acides pour avoir des sels, la distinguer de la narcotine, autre substance cristalline que M. Robiquet a trouvée dans l'opium; enfin , on a pu faire une application utile de toutes ces connaissances en introduisant les sels solubles de morphine dans la matière médicale.

Les principes que M. Thénard indique comme se trouvant dans l'opium, sont : 1° un méconate acide de morphine ; 2° une matière extractive ; 3° du mucilage ; 4° de la fécule ; 5° une résine ; 6° une huile fixe ; 7° du caout - chouc ; 8° des débris de fibres végétales ; 9° du sable, de petits cailloux, etc. ; 10° une matière cristallisable blanche que l'on désigne sous le nom de narcotine.

M. Orfila, dans ses Élémens de chimie médicale, donne une analyse à peu près semblable. Il y ajoute des sulfates de chaux et de potasse d'après Dérosne. Enfin, M. Robiquet croit y avoir entrevu un nouvel acide.

Un chimiste qui s'est déjà occupé de la composition de l'opium (M. Dublanc) vient d'annoncer à l'académie de médecine, section de pharmacie, qu'il avoit trouvé dans ce médicament un principe nouveau qu'il regarde comme en étant la partie active.

On peut dire que l'analyse de l'opium laisse encore beaucoup à désirer, surtout relativement aux proportions des principes constituans entre eux. Ces proportions doivent certainement varier suivant les qualités ; mais rien de satisfaisant n'a été donné sur cette matière depuis que l'on connaît l'existence dans l'opium de deux principes cristallisables. Il serait pourtant utile de connaître quelles quantités de méconate de morphine et de narcotine sont contenues dans un poids donné d'extrait d'opium ; quelles sont les proportions de ces deux substances entre elles , etc.

Je divise cette dissertation en deux parties : dans la *première partie* , j'expose tout ce qui a rapport à l'opium considéré dans la totalité de sa composition , en examinant :

1°. Les effets de l'opium sur les animaux vertébrés et invertébrés;

2°. Ses effets sur chacune des fonctions considérée en particulier ;

3°. Les différences qu'il présente dans sa manière d'agir , suivant les formes pharmaceutiques sous lesquelles on l'emploie, et suivant qu'il est exotique ou indigène ;

4°. Sa manière d'agir, suivant qu'on le porte sur les membranes muqueuses ou sur la peau ;

5°. Enfin , son emploi dans le traitement des maladies.

Dans la *deuxième partie* , j'examine tout ce qui a rapport à l'action des principes isolés de l'opium, en étudiant surtout :

1°. Les effets de la morphine ;

2°. Ceux de la narcotine sur les animaux.

DE L'ACTION COMPARÉE

DE L'OPIUM,

ET DE SES PRINCIPES CONSTITUANS
SUR L'ÉCONOMIE ANIMALE.

PREMIÈRE PARTIE.

ACTION DE L'OPIUM CONSIDÉRÉE DANS LA TOTALITÉ
DE SA COMPOSITION.

CHAPITRE PREMIER.

EFFETS DE L'OPIUM SUR LES ANIMAUX.

Mes expériences ayant été faites sur un grand nombre d'animaux, et des espèces de tous les principaux groupes ayant été soumises à l'action de l'opium, l'ordre à suivre dans l'exposition des faits n'était pas indifférent. Je pouvais commencer par rapporter les observations recueillies sur les classes inférieures, et remonter ensuite aux animaux les plus compliqués. Cette marche synthétique aurait eu l'avantage de nous montrer les phénomènes produits par l'empoisonnement, d'abord très-simples, se compliquant de plus en plus, à mesure que les organes deviennent plus nombreux. On aurait vu se composer pièce à pièce, pour ainsi dire, la médication narcotique telle qu'elle existe chez l'homme.

Mais cet avantage était plus que compensé par l'inconvénient de partir de l'observation d'animaux dont l'organisation n'est étudiée que par un petit nombre de personnes, pour s'élever à des êtres plus-compliqués, il est vrai, mais mieux connus, parce que leur organisation se rapproche davantage de celle de l'homme, objet peut-être trop exclusif de nos études médicales.

J'ai donc préféré suivre la marche analytique, c'est-à-dire que, commençant par étudier l'action de l'opium sur l'homme et les mammifères, je passe successivement aux oiseaux, aux reptiles, etc. L'ensemble des expériences ainsi exposé, offre peut-être quelque chose de moins brillant; mais l'avantage de partir du plus connu pour aller au moins connu doit l'emporter sur toute autre considération.

Dans chaque classe d'animaux, je décris d'abord, d'une manière générale, les résultats de mes expériences, et j'en rapporte ensuite quelques-unes comme exemple. Chez l'homme, j'ai été obligé de suivre une marche inverse, et d'exposer d'abord les expériences pour ne pas séparer les résultats généraux.

Je dois dire encore que, dans mes expériences, je n'ai jamais employé que l'extrait aqueux d'opium. Je le prends pour type, comme étant plus fixe que l'opium brut dans sa composition, lorsqu'il est convenablement préparé.

§ Ier.

Effets de l'opium sur l'homme.

EXPÉRIENCES.

1re *expérience sur moi.*—Comme je rapporte un certain nombre d'expériences faites sur moi, il n'est peut-être pas inutile de dire que, sans être dans un état de pléthore, j'ai la circulation très-active ; mon pouls bat quatre-vingt-dix fois par minute après un repas ordinaire ; il est rarement au-dessous de quatre-vingt-quatre ou quatre-vingt-cinq.

Le 21 janvier, à 11^h du matin, ayant eu la précaution de ne rien manger depuis la veille, appétit très-vif, sentiment de faiblesse ; le pouls donnant par minute quatre-vingts battemens régu-liers plus petits qu'à l'ordinaire : j'ai avalé un demi-grain d'extrait d'opium solide. A 11^h 3o' le

pouls n'avait pas encore présenté de changemens.
A 11ʰ 40′, soixante-seize pulsations. A 11ʰ 50′,
soixante-dix pulsations. A 12ʰ, soixante-huit pulsations serrées, inégales et très-irrégulières; bouche
un peu sèche, tremblement de la main en écrivant,
comme lorsque je prends du café à jeûn. L'appétit et
le sentiment de faiblesse n'existent plus. Petits frissons par momens. A 12ʰ 10′, même état; excitation
un peu plus prononcée, je me sens porté à agir. A
12ʰ 20′, soixante-quinze pulsations très-irrégulières et inégales; l'appétit se fait un peu sentir.
A 12ʰ 40′, soixante-onze pulsations; tension dans
la tête, sorte de pression autour du crâne; démangeaisons au cuir chevelu; bouche sèche;
tremblement des poignets très-prononcé; je sens
un appesantissement des paupières, et je céderais,
je crois, au sommeil, si je ne faisais la conversa-
tion. A 1ʰ, soixante-huit pulsations encore irrégulières et inégales. A 1ʰ 15′, soixante-quatorze
pulsations; plus de sommeil. A 1ʰ 30′, soixante-
douze pulsations. A 1ʰ 50′, soixante-quatorze pulsations. A 2ʰ 15′, soixante-seize pulsations peu irrégulières; l'appétit se fait sentir vivement. A 2ʰ
45′, je mange un peu. A 3ʰ, soixante-quatorze
pulsations encore un peu irrégulières. Le pouls
n'a jamais présenté de plénitude. J'ai cessé de
m'observer depuis cet instant. J'ai dîné avec appétit à 4ʰ 30′, et aussitôt après mon repas, j'ai

éprouvé un sentiment de plénitude à la tête, un léger besoin de dormir, un bourdonnement sourd dans les oreilles. Le pouls battait quatre-vingt-cinq fois par minute; il était régulier, très-plein, presque dur.

Il y a eu consécutivement une légère constipation; pas de changemens dans les urines.

2e *expérience.* — Le 23 janvier, je pris un grain d'extrait d'opium. Une heure après, le pouls était lent, petit, irrégulier, inégal; plénitude dans la région gastrique, dégoût pour les alimens. Plus tard, petits frissons, tremblement très-fort de la main; idées nettes, un peu exaltées. Je sens le besoin d'agir, mais je chancelle en marchant. La vue se trouble; légers vertiges, besoin de dormir, sommeil pendant un quart-d'heure sans perdre la conscience de mon état, et entendant tout ce qui se passe autour de moi, mais avec rêvasseries. A mon réveil, tête lourde, idées confuses, petites naussées. Plus tard, céphalalgie.

Tous les effets primitifs étaient dissipés depuis long-temps, et le soir je me sentais faible, je n'é-tudiais qu'avec dégoût; j'éprouvais le besoin de rester dans l'inaction. Légère constipation le lendemain. J'ai répété ces expériences aux mêmes doses plusieurs fois, mais en variant les circonstances extérieures de l'heure, des repas, etc. J'indiquerai plus tard les différences que j'ai pu observer. Les détails des expériences seraient peu intéressans.

3ᵉ expérience. — Une jeune femme bien portante, dont le pouls bat habituellement de quatre-vingts à quatre-vingt-cinq fois par minute, prend, à 10ʰ 30′ du soir, un demi-grain d'extrait d'opium dissous dans une infusion de thé très-chaude. Le pouls change peu. A 11ʰ 30′, il y a encore soixante-seize pulsations régulières. Elle dit qu'elle éprouve quelque chose de particulier dans la tête, mais sans pouvoir rendre compte de ses sensations. Presque aussitôt elle s'endort subitement dans un fauteuil. On la met au lit pour ainsi dire sans qu'elle s'en aperçoive. A minuit et quart, elle n'a plus que soixante-huit pulsations peu irrégulières. Le sommeil est profond, agité. Le lendemain, elle se plaint d'avoir beaucoup rêvé pendant la nuit; la bouche est amère.

4ᵉ expérience sur moi. — J'ai avalé une seule fois, le 26 février, à 7ʰ 30′ du matin, deux grains et demi d'extrait d'opium. L'effet fut violent. Le pouls commençait à peine à être irrégulier, que déjà des bourdonnemens dans les oreilles, des vertiges, des éblouissemens, des nausées se firent sentir. Je voulus marcher pour me soulager, mais je ne pus en venir à bout, moins par faiblesse que par le malaise que j'éprouvais. Je fis des efforts inutiles pour vomir. Je m'endormis, et, quoique j'entendisse très-bien tout ce qui se passait autour de moi, et que j'eusse conservé la conscience de mon état, je n'aurais pu, je crois, sortir de cette somnolence, qui était assez agréable. Je sentais des démangeaisons très - vives au visage , et cependant je n'y portais pas les mains. Je m'éveillai au bout de deux heures environ, faible, étourdi , avec une céphalalgie violente, qui dura plusieurs heures. J'eus encore quelques nausées. Pendant deux jours , j'eus de l'anorexie, une constipation très-forte, n'urinant qu'après des efforts prolongés.

M. Botta fils, candidat de l'école de médecine de Paris, a fait sur lui-même quelques expériences avec l'opium, et a bien voulu me les communiquer. Voici ce que je copie dans une note qu'il m'a rem is il y a plusieurs mois :

« Je pris six grains d'opium brut dans l'espace
« d'une heure (M. Botta ne donne cette quantité
« qu'approximativement ; il ne pesait pas la sub-
« stance). Au bout de quelque temps , senti-
« ment de fatigue très - agréable , somnolence,
« rêvasseries, envies de vomir lorsque je faisais
« des mouvemens. Sensibilité générale de la peau,
« et surtout au nez et au scrotum. Vomissement
« après le repas. Urines briquetées , sédimenteuses.
« Pendant plusieurs jours, après l'emploi de l'o-

« pium, anoréxie, langue jaune, coliques, consti-
« pation. »

Lorry (*Journ. de méd. t.* IV , *p.* 75) rapporte
qu'un homme de vingt-huit ans, fatigué par des
insomnies, prit un demi-grain d'opium, quatre
heures après un léger repas. Il fut gai et agité
pendant les deux premières heures, changeant
souvant de situation, quoiqu'il n'éprouvât pas de
douleurs. Au bout de ce temps, il s'endormit pendant trois heures consécutives, et ce sommeil fut
ensuite remplacé par une sorte de somnolence. Il
resta consécutivement la tristesse, la fatigue, la
céphalalgie, l'anorexie, un engourdissement général, la constipation.

Un jeune homme de dix-huit ans prend, à huit
heures du soir, deux grains d'opium brut dans un
verre de vin de Malaga. Huit minutes après, la tête
devient lourde ; des étourdissemens, une grande
faiblesse, le forcent à se coucher. Il entend les
artères apporter le sang à son cerveau. Un bruit
sourd, mais fort, l'avertit de chaque battement
du cœur. Le pouls est lent et très-souple. La peau
chaude, moite. Les yeux ne distinguent plus les
objets ; la face est injectée, les inspirations sont
longues et suivies de soupirs. Il ne répond qu'en
balbutiant et par phrases entrecoupées. Il y a des
soubresauts de tout le corps, et des mouvemens
automatiques des bras ; il s'endort profondément.

Pendant la nuit, mille songes bizarres et gais le font discourir à haute voix ; il se croit balancé dans une escarpolette. Il se réveille à dix heures du matin, encore en sueur, avec des douleurs contusives dans les membres, dans les lombes ; un grand abattement, des étourdissemens. (POLINIERI, *Bibl. méd. t. LVI.*)

M. Weber a publié des observations faites sur lui-même après l'emploi de l'opium, et qui sont en partie consignées dans les Annales de la littérature médicale étrangère.

A la plus petite dose, qui produisit des effets sensibles, et jusqu'à deux grains d'opium purifié, il éprouvait, au front, une espèce de pression qui semblait se propager aux yeux et au nez. Il y avait augmentation de vigueur et de gaîté ; la bouche était sèche ; il restait de la constipation pendant la journée.

A la dose de deux ou trois grains, la sensation du front augmentait sensiblement. Confusion dans les idées, étourdissemens, pulsations des artères de la tête, rougeur du visage, sensation dans les yeux comme s'ils devenaient trop volumineux pour être contenus dans les orbites. Nausées, sécheresse de la bouche et du pharynx. Diminution de sensibilité, assoupissement, quelquefois coliques et fortes contractions des intestins.

Quatre ou six grains produisaient les mêmes

effets dans le même ordre, mais plus rapidement et avec plus d'intensité. Il s'y ajoutait des démangeaisons, le hoquet, la stupeur, l'assoupissement, des soubresauts, et si la somnolence se déclarait, des visions tantôt agréables tantôt sinistres. Plus tard, nausées, vomissement, bégaiement, tremblement, dysurie, interruption involontaire du jet des urines, constipation, impuissance.

M. Weber a beaucoup varié ses expériences; il a eu le courage de prendre des doses considérables d'opium pendant plusieurs jours consécutifs, et il est arrivé à éprouver du malaise, et même des accidens, après la suspension du médicament, absolument comme un Turc qui est privé d'opium tout-à-coup après en avoir contracté l'habitude.

M. Weber a pu, dans ce grand nombre d'expériences, faire des remarques importantes. J'ai été dans le cas de vérifier l'exactitude de plusieurs, et j'aurai plus d'une fois occasion de m'appuyer de ses observations.

Les exemples d'empoisonnement, par l'opium, sont nombreux dans les auteurs, mais on pourrait presque compter ceux qui ont été recueillis avec assez de soin pour être de quelque utilité dans la science. Ces empoisonnemens présentent, comme les observations que nous avons vues jusqu'ici, trois ordres de phénomènes. Les uns ap-

partiennent à une congestion cérébrale sanguine.
D'autres indiquent une stimulation vive du centre
cérébro-rachidien. D'autres enfin sont ceux d'une
sédation directe exercée par l'opium, soit sur les
cordons nerveux, soit plutôt sur les tissus contractiles et sur le tissu musculaire en particulier. Ces
différens symptômes peuvent se trouver réunis,
et c'est même le cas le plus ordinaire; mais il
peut arriver aussi qu'un individu ne succombe
qu'avec des signes de l'un de ces trois ordres. Nous
allons donner des exemples de ces différens cas.

Une femme, âgée de soixante ans, avale trente-
six grains d'opium dans le milieu de la nuit. Cinq
ou six heures après, on la trouve profondément
assoupie et respirant avec ronflement, comme
si elle eût été en apoplexie. Elle reprit pourtant
un peu connaissance pendant quelques instans,
et c'est d'elle-même qu'on apprit qu'elle avait
avalé la quantité d'opium indiquée ci-dessus. On
lui donna sur-le-champ de l'ipécacuanha, qui ne
la fit pas vomir. On lui fit ensuite avaler, avec
bien de la peine, quelques cuillerées d'eau et de
vinaigre. Je la vis alors (Lassus) avec le citoyen
Fourcroy ; elle était absolument sans connaissance ; ne donnant pas le moindre signe de sensibilité ; ayant la respiration laborieuse et ronflante,
la peau chaude, le pouls fiévreux, les prunelles
très-dilatées, les articulations flexibles , et tous

les muscles dans le relâchement. Elle mourut, sans éprouver de convulsions, dix ou onze heures après avoir pris l'opium.

A l'ouverture, on trouva tout l'intérieur de l'estomac très-enflammé, mais sans érosion de la membrane interne de ce viscère. L'inflammation s'était étendue sur tous les intestins grêles, avec de grandes taches gangreneuses et verdâtres. Il y avait, dans la cavité de l'estomac, cinq à six cuillerées d'un fluide trouble, rougeâtre, plus de vestiges d'opium. Le cœcum et le colon étaient distendus par des gaz. Le sang, contenu dans les cavités du cœur et dans les gros vaisseaux de sa base, était noirâtre et coagulé. Le cerveau était intact. Il n'y avait pas de sérosité dans ses ventricules, ni plus de sang qu'à l'ordinaire dans ses vaisseaux. (Lassus, *Mém. de l'Inst. sc. phys. t.* II.)

Nous venons de voir un exemple d'empoisonnement avec congestion cérébrale bien prononcée, sans aucun signe d'irritation de la moelle ou du cerveau; les deux observations suivantes nous montreront les signes de congestion s'associant avec ceux d'irritation du centre cérébro-rachidien.

De jeunes Cophtes, qui buvaient quelquefois ensemble, voulant rabattre la vanité d'un d'entre eux qui se piquait d'être le plus fort buveur de tous, s'avisèrent de dissoudre, sans qu'il le sût, une drachme d'opium dans un verre de vin qu'il but ; ils prétendaient par là l'endormir plus tôt, et le faire paraître vaincu en peu de temps. Quelques heures après avoir pris cette boisson, le jeune homme fut en délire, extravagua, et tomba ensuite dans un profond assoupissement.

Le lendemain, ses camarades, qui l'allèrent visiter pour jouir de leur fausse victoire, furent fort surpris de le trouver sans pouls, livide, la bouche fermée, en un mot, mourant. On envoya chercher un prêtre, qui était aussi médecin, et qui tourmenta le malade par les remèdes les plus violens; mais il mourut bientôt après quinze heures de maladie. Le cadavre était couvert de tumeurs livides aux bras et aux cuisses, en forme de loupes grosses comme la tête d'un enfant de quatre mois, et d'où sortait une odeur insupportable, qui attira tous les chats du voisinage, empressés de sauter sur le corps et de le lécher avec une grande avidité. (RÉAUMUR, *Académ. des sciences*, *vol.* XXXVIII.)

On administre le matin, à une femme sexagénaire, pour des coliques, un lavement opiacé. « Presque aussitôt qu'il fut passé, la malade se « plaignit que quelque chose lui montait à la tête, « et qu'elle se sentait accablée de sommeil et d'en- « gourdissement ; cessa de parler, ronfla et s'en- « dormit, au point qu'elle n'a pu être réveillée. »

Six heures après, on eut recours au médecin, qui trouva « la malade dans l'état décrit ci-des- « sus ; le pouls grand, très-vaste, sans fréquence. « La respiration haute, laborieuse, avec ronfle- « ment ; spasme dans les mâchoires et la gorge. « On ne pouvait lui ouvrir la bouche que par « force, ni lui faire avaler des liquides que par « cuillerées et difficilement. Elle toussait à chaque « fois qu'il en passait, et elle vomit en deux fois « quelques cuillerées de matière verte. Enfin, le « ventre était tendu, surtout à la région ombili- « cale. » On fit quelques remèdes dans le but de tirer la malade de cet état ; « nonobstant tous « les soins, le mal empira, le râlement fut au « comble, le pouls s'affaiblit, fut intermittent, « et la malade mourut sur les huit heures du soir, « c'est-à-dire environ douze heures après avoir « reçu le lavement à l'opium. » L'ouverture ne fut pas faite. (DELACROIX, *J. de méd. t.* XXXIX, *p.* 313.)

———

Les symptômes d'irritation de l'organe cérébro-rachidien peuvent être portés au plus haut degré, et exister seuls. M. le docteur Vincent, ex-chirurgien de marine, a eu l'occasion de voir un cas de ce genre. Il est à regretter qu'il n'en ait pas donné les détails.

Voici ce qu'il dit :

« Quoique l'expérience apprenne que, dans la

« plupart des cas, les empoisonnemens par l'opium
« mènent à la mort, par une sorte de sommeil
« prolongé, j'ai vu, à Batavia, périr, au milieu d'hor-
« ribles convulsions et de douleurs atroces, un
« Javanais qui avait pris une forte dose de suc de
« pavots. » (*Thèses de la Fac. de méd. de Paris*,
ann. 1816 , *n.* 211.)

———

D'autres fois, avec les signes de congestion cérébrale, on observe ceux d'une sédation profonde,
portée soit sur les cordons nerveux, soit sur les
tissus contractiles.

Une dame, âgée de cinquante-un ans, avale un
gros environ d'opium brut à six heures du matin. Elle éprouva, d'abord, une espèce d'ivresse,
qui l'empêchait de se soutenir sur ses jambes; le
pouls devint petit, et presque insensible pendant
assez long-temps. Le visage fut successivement
rouge et pâle. La respiration était tantôt haute,
stertoreuse, tantôt difficile ou très-faible.

Observée à dix heures par M. Leroux, elle
était « dans un sommeil comateux; le visage était
« pâle et décoloré, la peau un peu plus froide
« que dans l'état ordinaire, ce qu'on pouvait peut-
« être attribuer à la température de l'air qui était
« très-froid; le pouls était large, plein, lent et
« régulier, la respiration presque nulle. »

Lorsqu'on secouait la malade, et qu'on lui parlait, on la retirait de son sommeil ; elle se plaignait alors, et exprimait le désir de mourir bientôt. Elle succomba à onze heures du soir.

A l'ouverture, on observa :

Le visage de couleur naturelle, et nullement injecté ni déformé. Il découlait de la bouche une matière tenace, visqueuse et sanguinolente. La peau paraissait échymosée, et présentait une couleur lie de vin foncée dans les parties qui portaient sur le sol. Le sein droit, et le côté droit de là poitrine aux environs, étaient légèrement infiltrés. L'abdomen était tuméfié, ballonné. On observa une phlyctène de quatre lignes de diamètre à la partie moyenne et externe de la cuisse gauche. Les parties génitales externes étaient comme sphacélées. Il n'y avait nul épanchement dans aucun des ventricules du cerveau. La pie-mère était injectée et plus volumineuse que dans l'état naturel ; on trouva, à la base du crâne, environ une petite cuillerée de sérosité sanguinolente épanchée.

La langue était fort épaisse et retirée sur elle-même. L'estomac présentait une tache noire de deux pouces et demi de long sur cinq ou six lignes de largeur à la partie inférieure du petit cul-de-sac. (*Journ. de méd. de* Leroux, *germinal an* x.)

Une ancienne religieuse, âgée de soixante-quatre ans, prend un julep opiacé, on ne sait à quelle heure de la nuit ; au point du jour , elle traverse une des salles de l'hôpital Saint-Louis pour quelques besoins. A peine fut-elle de retour à son lit, qu'elle tomba dans un assoupissement profond ; la respiration s'intercepta, le visage pâlit ; le pouls était rare , les paupières abaissées, les yeux immobiles, les pupilles resserrées ; il y avait distorsion de la bouche, une sorte de râlement analogue à celui qui précède la mort. Le soir, mêmes symptômes ; il y avait seulement une variation dans le pouls, tantôt plein et libre , tantôt petit et fréquent ; les artères temporales battaient avec une sorte de frémissement. Je fis administrer deux lavemens avec la crême de tartre, parce que la déglutition était impossible. La malade passa la nuit dans le même état, et ne mourut que le lendemain à cinq heures du matin.

A l'ouverture, nous trouvâmes une concrétion fibreuse, filamenteuse et dense dans le ventricule droit, et jetant une branche de trois ou quatre pouces dans chaque artère pulmonaire. La liqueur opiacée était encore dans l'estomac. (ALIBERT, *Elém. de thérapeut. t.* II.)

Dans quelques cas, la sédation est tellement prononcée que ses phénomènes se rencontrent presque seuls. Voici un des cas de ce genre les mieux caractérisés.

Une demoiselle de vingt-deux ans s'empoisonna

avec de l'opium. Voici les symptômes que l'on observa : immobilité et insensibilité parfaites, figure pâle, cadavéreuse; pupilles insensibles à la lumière, mâchoire inférieure pendante et très-mobile, muscles du tronc et des membres dans le relâchement, déglutition nulle, respiration le plus souvent peu apparente, quelquefois un peu bruyante, pouls un peu fréquent, moins de chaleur à la peau que dans l'état naturel. La respiration de l'ammoniaque, les frictions stimulantes, les vésicans, les anti-spasmodiques à l'intérieur, les lavemens stimulans furent employés sans succès. La malade vomit quelques matières liquides et noirâtres; elle ne reprit connaissance que pour retomber un instant après dans l'assoupissement, et mourut environ dix-sept heures après avoir pris l'opium. On ne fit pas l'ouverture du cadavre. (*Biblioth. méd. ann.* 1806, *observ. de* M. VER-MANDOIS.)

Les effets de l'opium sur l'homme peuvent varier suivant une foule de circonstances dont les plus remarquables sont : 1° la dose; 2° le mode d'administration; 3° l'époque de la digestion et l'état du système circulatoire; 4° l'heure de la journée; 5° le sexe; 6° l'âge; 7° le tempérament; 8° l'habitude; 9° le climat; 10° les races; 11° les circonstances individuelles.

1°. *Différences dépendantes des doses.*

On trouve une foule de degrés différens et de nuances dans l'action de l'opium, suivant les doses employées. Pour avoir quelque chose de déterminé, nous allons décrire quatre degrés de médication, sans prétendre, pour cela, qu'ils existent d'une manière limitée. Nous répétons, au contraire, qu'un grand nombre de nuances intermédiaires peuvent se rencontrer.

1er *degré.* A une très-faible dose, entre un quart de grain et un grain, par exemple, l'opium exerce déjà une action marquée sur l'économie. Trois quarts-d'heure ou une heure après l'ingestion du médicament, le pouls devient inégal, irrégulier, petit; il peut être accéléré chez quelques individus, mais, dans le plus grand nombre des cas, il se ralentit. Une sorte de tension de plénitude se fait sentir à la tête; les idées sont vives, gaies. Il y a sentiment de bien-être général; quelquefois affaiblissement, besoin de repos, sommeil. La bouche et le pharynx sont secs; si la faim se faisait sentir, elle est apaisée. Cet état peut se prolonger pendant deux ou trois heures; il est ordinairement suivi d'une légère constipation.

2e *degré.* A une dose un peu plus forte, entre deux et quatre grains, par exemple, l'individu éprouve, trois quarts-d'heure ordinairement après avoir avalé l'opium, une sorte de pesanteur, de plénitude dans la région épigastrique, comme après son repas. Le pouls devient irrégulier, inégal; il peut être fort et plein, ou petit et raide, lent ou fréquent; dans le plus grand nombre des cas, il est petit au début et devient ensuite lent et plein. Une excitation générale ne tarde pas à se manifester; on ne ressent de douleurs nulle part, et cependant on est agité, on change fréquemment de position, on se meut sans but déterminé. Les sensations semblent d'abord plus vives que dans l'état ordinaire, les facultés intellectuelles sont exaltées; il y a penchant à l'hilarité ou à la tristesse, suivant le caractère et les dispositions présentes du sujet. Bientôt une plénitude générale se fait sentir, comme si les fluides poussés à la circonférence tendaient à s'échapper au-dehors. On sent dans plusieurs parties du corps, et à la tête surtout, des démangeaisons; on entend les pulsations des artères; il y a tension incommode dans les régions temporales et dans les orbites, confusion dans les idées, étourdissemens; la peau est chaude, la bouche et la gorge sont sèches, la soif vive. La plénitude à l'épigastre semble augmenter : il survient des nausées, et si l'estomac est distendu par des alimens ou des liquides, il peut y avoir rapport de matières et vomissement.

En même temps que ces effets ont lieu, l'individu éprouve un besoin de repos extrême ; les mouvemens sont lents et difficiles, le système musculaire est notablement affaibli. Les sens perdent de leur activité, les impressions extérieures sont perçues faiblement, les idées deviennent vagues et confuses, l'individu tombe dans un sommeil plus ou moins profond. Quelquefois ce n'est qu'une somnolence plutôt qu'un vrai sommeil. Presque toujours il y a rêvasseries, loquacité, mouvemens vagues, agitation. Ce sommeil est loin de reposer le corps comme le sommeil naturel. Le pouls continue à être lent et plein. La respiration est profonde ; une sueur abondante coule sur tout le corps pour peu que la chaleur du lit ou d'autres circonstances la favorisent.

En sortant de cet état, on a la bouche sèche, mauvaise ; les urines sont troubles, épaisses, peu abondantes ; il y a constipation, et elle peut persister pendant deux ou trois jours. Il n'est pas rare d'éprouver après l'emploi de l'opium la céphalalgie, l'anorexie, une sorte d'engourdissement général, une pesanteur douloureuse dans les membres inférieurs, de la tristesse, de l'apathie. Cet accablement moral et physique peut se prolonger pendant deux ou trois jours.

3e *degré.* A la dose de dix-huit à trente grains, l'opium produit des effets très-intenses, et toujours du même ordre que ceux observés jusqu'ici.

Au premier début, qui a lieu une demi-heure ou trois quarts-d'heure après la prise du médicament, on observe quelquefois une agitation extrême, de l'anxiété, du délire, des tremblemens, des soubresauts de tendons, des mouvemens spasmodiques, des convulsions, enfin, tous les signes d'un trouble violent dans les fonctions du système cérébro-rachidien. Le pouls est petit, rarement accéléré, presque toujours lent et irrégulier. Ce premier état dure ordinairement peu de temps, et d'autant moins qu'il est plus intense ; des phénomènes d'un autre ordre lui succèdent. La face rougit et s'injecte, les yeux sont brillans et saillans, la pupille est immobile, dilatée ou resserrée ; les battemens des carotides sont quelquefois assez forts pour soulever les tégumens ; le regard devient fixe, stupide ; des nausées, des vomissemens abondans, si l'estomac est plein, se déclarent. Les efforts du vomissement contribuent encore à augmenter la congestion cérébrale ; le sommeil survient : il peut être profond et comme comateux, c'est-à-dire avec perte de connaissance et de sensibilité ; d'autres fois, au contraire, il est agité, troublé par des visions, des cris, des mouvemens convulsifs ; il y a du délire. On peut, en excitant le malade, provoquer des réponses. Le pouls a acquis de la plénitude sans être plus accéléré ; la respiration devient lente, laborieuse, inégale, entrecoupée; c'est peut-être sur les altérations de cette fonction que les auteurs sont le plus unanimement d'accord. Il y a souvent ronflement ou plutôt râle; la peau est chaude, la sueur coule en abondance, ou bien elle est supprimée. Cet état persiste pendant un temps variable; il se prolonge rarement au-delà de quinze ou vingt heures, sans être suivi de la mort ou de lésion des facultés mentales. Lorsque le narcotisme se dissipe, il reste encore, pendant plusieurs jours, du dégoût pour les alimens, de la sécheresse à la bouche, de la constipation. Les digestions sont difficiles, le malade ne rend ses urines qu'en petite quantité à la fois et troubles. Quelquefois il y a dysurie, interruption involontaire du jet des urines, impuissance des organes génitaux. Si le narcotisme a duré long-temps, il peut arriver que les facultés intellectuelles soient notablement affaiblies. On a vu l'idiotie, la démence, être les suites funestes et incurables de l'action de l'opium à haute dose.

Nous venons de voir que les symptômes de stimulation cérébrale peuvent se montrer les premiers, se prolonger pendant la période de congestion, ou cesser lorsque celle-ci se déclare. D'autres fois, la médication offre un aspect différent. Les symptômes de surexcitation ne se montrent pas au début; il semble, au contraire, que la congestion se déclare la première. Dès les premiers instans, l'individu est comme accablé par un besoin extrême de dormir, et le sommeil, qui en est la suite, se change en une léthargie profonde. Dans ce cas encore, il pourra arriver que les cris, le délire, les spasmes, qui ont manqué au début, se montrent après que l'assoupissement a duré un certain temps; de sorte qu'au premier abord on croirait que les phénomènes que nous avons observés ci-dessus se sont développés dans un ordre inverse. Ces faits ne sont peut-être pas impossibles à expliquer; ne se pourrait-il pas que l'action excitante eût lieu sur le cerveau dans tous les cas, et que si la dose d'opium était forte, le sujet pléthorique, disposé antérieurement aux congestions cérébrales, l'excitation fût immédiatement suivie de l'afflux au cerveau, et par conséquent d'une compression qui étoufferait les phénomènes d'excitation cérébro-rachidienne?

Dans quelques cas enfin, les signes de sédation sur les cordons nerveux, ou, si l'on veut, de diminution de contractilité dans les tissus qui jouissent de cette propriété, pourront prédominer ou s'associer à ceux de congestion, et alors l'immobilité, le relâchement général, la flexibilité des articulations, coïncideront avec la perte de sensibilité et de connaissance.

4e *degré.* Je rapporte à ce degré tous les empoisonnemens par l'opium , suivis de la mort , quelle que soit d'ailleurs la dose employée.

Tous les phénomènes que nous venons d'observer dans le troisième degré , pourront se retrouver dans celui-ci , mais avec plus d'intensité ordinairement. Les convulsions , les soubresauts seront très-violens ; la chaleur de la peau sera considérablement augmentée , le pouls sera plein, fort , ordinairement très-lent , toujours très-irrégulier ; les yeux seront comme tuméfiés et saillans, la face rouge , gonflée. Plus tard , la respiration devient lente, gênée, stertoreuse ; la peau présente en différens points des plaques rouges , livides , des sortes d'échymoses ; il peut se déclarer des hémorrhagies nasales , rectales , vaginales. La connaissance et la sensibilité sont anéanties , la pupille est immobile, le pouls devient petit , intermittent ; la respiration est de plus en plus laborieuse et difficile ; elle est interceptée par momens, le râle augmente ; la déglutition des liquides ne se fait plus ; ils tombent dans l'œsophage comme dans un canal inerte ; le ventre se ballonne et la mort survient au milieu des symptômes de l'asphyxie et de l'apoplexie réunis.

Lorsque ce sont les phénomènes de sédation des cordons nerveux qui prédominent, il y a presque , dès le début, immobilité et insensibilité complètes, extinction de la contractilité dans tous les tissus.

Le pouls est petit, filiforme, lent ou accéléré : la figure est pâle, cadavéreuse ; la peau froide, les pupilles sont immobiles, la mâchoire inférieure pendante par suite de la paralysie de ses muscles élévateurs. Les membres sont souples ; la déglutition ne se fait plus ; la respiration est à peine apparente. Cet état peut persister assez long-temps avant que la mort survienne.

Quelle que soit la forme de l'empoisonnement, le malade ne succombe pas toujours aux premiers accidens ; il peut revenir à la connaissance, rendre compte de ses sensations, demander des secours. Le pouls se relève un peu ; il devient fréquent et dur, la respiration est moins difficile ; mais cette amélioration est de peu de durée. Des symptômes graves et de différente nature se déclarent : souvent ce sont des raideurs tétaniques, des convulsions. La mort peut ne survenir que le deuxième ou le troisième jour ; on a vu le malade prolonger son existence au-delà de cette époque au milieu de souffrances horribles.

OUVERTURE DES CADAVRES.

État extérieur. Quand la mort a eu lieu avec des signes d'irritation cérébrale et de congestion, la face est tuméfiée, rouge ou violacée ; la langue est gonflée, d'un rouge foncé, ainsi que les lèvres et la muqueuse buccale. Les tissus érectiles sont engorgés. Des taches livides, formées par du sang extravasé, se rencontrent en différens points de la peau. L'abdomen est souvent ballonné.

Si le sujet est mort dans la prostration, la peau est pâle, les vaisseaux de la périphérie ne sont nullement engorgés ; il semble que le sang soit resté accumulé à l'intérieur.

Téte. Les uns ont vu les méninges tendues; les circonvolutions cérébrales saillantes; les vaisseaux du cerveau engorgés de sang noir; souvent de la sérosité épanchée dans les ventricules. D'autres disent, au contraire, avoir trouvé les membranes et les circonvolutions dans l'état naturel; le sang en quantité à peine plus considérable ou même pas plus considérable que dans tout autre cadavre. Je n'avais vu dans aucun auteur que l'on eût rencontré des épanchemens sanguins dans le cerveau ; mais un chirurgien anglais , George Jewel, vient d'observer cette altération à la suite de la mort par l'opium. (Voy. *Archiv. gén. de méd.* t. xi, juin 1826.)

Thorax. On a trouvé quelquefois les poumons peu crépitans, leurs vaisseaux gorgés de sang. On a vu des infiltrations de sang noir , disposées par lobules isolés , visibles au travers de la plèvre, s'étendant dans l'épaisseur du poumon , et donnant à sa surface un aspect marbré. Quelquefois il y a des mucosités écumeuses dans la trachée et les bronches.

Les cavités droites du cœur, et le système veineux, sont distendus par du sang noir, fluide ou coagulé. Les cavités gauches sont vides ordinairement. Aucun observateur n'a parlé de sérosité accumulée dans le péricarde.

Tube digestif. Très-souvent la muqueuse gastro-intestinale est boursouflée ; ses vaisseaux capillaires sont injectés ; quelquefois un fluide trouble, roussâtre ou brun, est accumulé dans l'estomac. Le cœcum et le colon sont souvent distendus par des gaz. On a trouvé épanché dans le rectum du sang noir, presque pur. Quelques auteurs disent avoir vu l'estomac parsemé, à l'intérieur, de taches gangreneuses, et n'ont pas hésité à accuser l'opium d'une propriété caustique. L'on sait aujourd'hui que la gangrène de l'estomac est bien moins fréquente qu'on ne le croyait il y a quelque temps. Ces taches ont pu induire en erreur par leur coloration foncée, et il est permis de croire que c'étaient des échymoses sous-muqueuses, analogues tout-à-fait à celles que nous avons vues sous la plèvre ou dans le tissu cutané.

Que la mort survienne par une congestion cérébrale intense ; qu'elle ait lieu au milieu des spasmes, des convulsions et des autres signes d'irritation cérébro-rachidienne, ou avec les symptômes d'une sédation des cordons nerveux et du relâchement des tissus contractiles ; ou enfin, ce qui est plus fréquent, que la mort soit précédée de symptômes appartenant à ces divers groupes ; les lésions que nous venons d'indiquer sont celles que les observateurs nous donnent comme les plus fréquentes, pourvu que la mort soit immédiate, c'est-à-dire qu'elle arrive dans les quinze ou vingt premières heures. Mais lorsque le malade échappe aux premiers accidens, et surtout s'il ne succombe que dans le courant du deuxième, du troisième jour, ou même plus tard, on trouve des lésions variables. Ce sont ou des engorgemens rouges et circonscrits du poumon, ou des indurations de leur tissu, ou des colorations piquetées de la plèvre, ou des plaques d'un rouge vif et étendues de l'estomac, de l'intestin : toutes lésions qui sont probablement le résultat des congestions capillaires qui ont pu exister pendant la durée des premières périodes, et qui peut-être ont pris un caractère de sub-phlegmasie.

M. Mérat a rapporté, dans le Journal de Leroux (messidor an XII), l'observation très-curieuse d'un individu mort plusieurs jours après s'être empoisonné avec de l'opium, et qui présenta une altération très-avancée du poumon gauche. Mais cet individu avait eu des signes d'affection de cet organe long-temps avant sa mort, et

M. Mérat observe que le poumon était probablement malade avant l'empoisonnement.

2°. *Différences dépendantes du mode d'administration de l'opium.*

Dans certaines affections, les praticiens administrent l'opium à doses plus ou moins considérables, et à intervalles égaux, et quelquefois assez rapprochés. Je ne sais s'ils sont bien d'accord sur les effets d'une semblable méthode ; s'ils la regardent comme propre à augmenter l'énergie d'action de l'opium sur le corps vivant ; ou bien s'ils la regardent comme un moyen d'introduire, dans un temps donné, une plus forte dose de médicament dans l'économie, sans danger pour l'individu ? C'est généralement ce dernier but que se proposent les médecins.

Voici ce qu'a remarqué, sur lui, M. Weber : je m'étends un peu sur ces faits, parce que je les crois importans pour la pratique médicale. M. Weber a remarqué que souvent les effets sensibles de l'opium paraissant dissipés depuis peu de temps, après une première dose d'opium, s'il en prenait une nouvelle quantité même plus faible que la première, elle produisait des effets bien plus intenses. D'autres fois, il a pris une dose d'opium assez faible pour ne produire aucun effet appré-

ciable , et si , après que le temps présumé nécessaire pour laisser terminer l'action de l'opium
était écoulé , il en reprenait une même dose ; il
obtenait alors des effets très-sensibles.

J'avoue n'avoir pas répété sur moi ces expériences ; mais s'il m'était permis de m'appuyer de
l'expérience faite sur les animaux , je dirais que
plusieurs fois j'ai donné à des mammifères des
doses d'opium fractionnées , et plus d'une fois je
les ai vus succomber par des doses inférieures à
celles qui eussent été nécessaires si le poison eût
été ingéré en une seule fois. C'était surtout lorsque l'action de l'opium était arrivée à son plus
grand degré d'intensité que les doses les plus
légères suffisaient pour déterminer la mort. Ainsi,
deux gros et demi ou même trois gros d'extrait
gommeux , sont nécessaires pour faire mourir un
chien de moyenne taille : qu'on lui donne un gros
d'opium seulement , et lorsque les phénomènes
d'empoisonnement seront très-prononcés , qu'on
y ajoute trente-six grains , il est très-probable
que l'animal succombera promptement.

Au reste , c'est un fait de thérapeutique , peut-
être trop souvent méconnu , que , pour certains
médicamens énergiques , lorsqu'on est arrivé à
les donner à forte dose , l'intensité de leur action
n'augmente plus proportionnellement à la quantité ingérée en une seule fois. Il semble qu'alors

l'estomac se révolte contre la substance, et que la muqueuse crispée, comme tannée, refuse de l'absorber; et, pour ne pas sortir de notre sujet, l'individu observé par M. Mérat (*Journ. de* CORVIS.), qui prit neuf gros d'opium en deux fois, non seulement ne succomba pas immédiatement, comme on pourrait le croire, par cette dose énorme ; mais encore il vomit, pendant deux ou trois jours, des matières noires, poisseuses, exhalant une forte odeur d'opium. Plusieurs autres empoisonnemens, à doses élevées, ont présenté ce phénomène de vomissement d'opium après un séjour prolongé dans l'estomac.

3°. *Différences dépendantes de l'époque de la digestion et de l'état de plénitude du système circulatoire.*

Il y a bien long-temps que les médecins ont remarqué que, si l'on administre l'opium immédiatement, ou peu de temps après le repas, la digestion est suspendue, et que souvent les alimens sont rejetés après un séjour plus ou moins long dans l'estomac, sans avoir subi d'altération.

J'ai observé plusieurs fois sur moi que, lorsque j'étais à jeun, l'excitation produite par l'opium était très-prononcée, que le pouls restait constamment petit et serré, et que les phénomènes de congestion manquaient presque complètement. Mais voici un fait très-singulier que j'ai observé deux fois sur moi, et qui n'est peut-être pas sans intérêt. Ayant pris moins d'un grain d'opium le matin à jeun, je n'éprouvais que des symptômes d'excitation; le pouls restait petit. Les phénomènes de l'action de l'opium étant dissipés, et cette action paraissant terminée depuis quelque temps, je faisais, avec appétit, un repas peut-être un peu plus copieux qu'à l'ordinaire; et immédiatement après, le pouls devenait plein, dur, la peau était moite, je sentais des bouffées de chaleur au visage; dans la tête, cet état particulier que cause l'opium; et bientôt après le besoin de dormir. D'ailleurs, je n'éprouvais aucune incommodité de cet état. Si je prenais de l'opium trois ou quatre heures après avoir fait un repas, même léger, les phénomènes de congestion étaient plus sensibles que dans les circonstances opposées.

Ces faits ne seraient-ils pas un peu en rapport avec ce que dit Weber? L'excitation était plus prononcée chez lui lorsqu'il avait passé la nuit entière sans dormir, ou après toute autre circonstance débilitante. Dans ces cas, en effet, les vaisseaux étant moins pleins, le mouvement de périphérie, et par conséquent la congestion, devaient être moins faciles.

4°. *Différences dépendantes de l'heure de la journée.*

J'ai pris un certain nombre de fois de l'opium le matin étant à jeun, et à moins que la dose ne fût d'un grain, je n'ai jamais sommeillé un instant. A cette dose et au-dessus, je m'assoupissais très-légèrement, et pendant quelques instans seulement. Une seule fois, je dormis un peu plus de deux heures; mais j'avais pris deux grains et demi d'extrait d'opium. Dans tous les cas, la stimulation a été très-prononcée. Lorsque, le matin, je prenais de l'opium, deux ou trois heures après avoir un peu mangé, la congestion était plus facile, sans être pourtant bien forte.

Plusieurs faits observés sur moi, et sur une personne qui a consenti à se soumettre quelquefois à mes expériences, me font croire que, si l'on prend le soir, trois quarts-d'heure ou un heure avant l'époque à laquelle on s'endort habituellement, une dose même très-faible d'opium, l'action excitante manque presque complètement. A peine ses premiers signes ont-ils paru, que déjà un besoin impérieux de dormir se fait sentir, et malgré l'attention que l'on s'efforce de mettre à s'observer, on ne tarde pas à dormir profondément. D'ailleurs, le sommeil est agité, troublé

(47)

par des rêves. L'amertume de la bouche, la constipation n'en existent pas moins le jour suivant
si la dose a été suffisante.

5°. *Différences dépendantes du sexe.*

Le sexe ne paraît pas apporter de différences
bien sensibles dans l'action de l'opium. Cependant Tralles et d'autres auteurs rapportent des
exemples nombreux d'idiosyncrasies, de cons-
titutions particulières d'individus, chez lesquels
les plus faibles doses d'opium, sous quelque forme
qu'elles fussent présentées, à l'insu même des malades, produisaient des accidens graves. Presque
tous les exemples que j'ai vu cités étaient sur des
femmes sensibles, irritables, souvent épuisées
par des maladies chroniques. (Voy. TRALLES,
part. 1, *p.* 281 *et suiv.*) Je ne dis pas que de pa-
reils faits ne puissent s'observer chez des hommes ;
la chose s'est vue également, mais elle est certainement moins fréquente. Remarquons aussi
que chez ces femmes les accidens résultant de
l'emploi de l'opium étaient presque toujours des
signes de surexcitation du système cérébro-rachidien. C'étaient des spasmes, des dypsnées, des vomissemens opiniâtres, un délire passager, une
manie momentanée, des convulsions, etc., etc.

6°. *Différences dépendantes de l'âge.*

L'âge apporte quelques différences assez notables dans la manière dont l'opium agit sur l'homme. Nous avons décrit longuement son action sur l'adulte; voyons les différences aux époques extrêmes de la vie.

On n'a pas d'observations sur la manière d'agir de l'opium chez l'enfant bien portant, mais on sait que chez les enfans malades ce médicament jouit de la plus grande énergie. Une très-faible dose peut produire les accidens les plus graves : l'assoupissement, le coma, ou une léthargie mortelle en quelques heures. Ce n'est qu'avec la plus grande circonspection que l'on doit fairé usage de l'opium à cette époque de la vie.

Ce n'est pas seulement comme narcotique que l'opium est à redouter chez l'enfant ; le système nerveux central en est quelquefois fortement ébranlé, et les auteurs nous ont transmis beaucoup de faits qui prouvent cette opinion. Hoffmann a vu l'épilepsie déterminée chez un enfant par l'emploi de l'opium. Barthez le regarde comme étant plus irritant que sédatif pour les enfans, et il pense que son emploi n'est jamais sans danger pour eux ; il a vu des palpitations de cœur n'avoir pas d'autre cause. Beaumes rapporte qu'un enfant fut pris de mouvemens convulsifs à la suite de l'emploi de l'opium pendant quelques jours. Ces convulsions cédèrent dès que l'on eut suspendu l'emploi du médicament.

Le recueil des Causes célèbres (t. LXI, p. 158) nous a conservé l'histoire épouvantable de la femme Suard, brûlée à Laval, dont le métier était de sevrer des enfans qu'elle prenait en pension chez elle. Cette misérable, sans doute dans le but de les assoupir et de prévenir leurs cris, les nourrissait avec une bouillie dans laquelle elle mettait de l'opium. L'enfant qui lui était confié ne tardait pas à tomber dans le marasme et succombait. Elle le plaçait dans un lieu frais, et le peu d'élévation de la température, ainsi que l'état de maigreur du cadavre, lui permettaient de le conserver quelque temps sans qu'il se putréfiât. Elle continuait à recevoir le prix des soins qu'elle était censée lui donner ; et au bout de quelques mois, elle l'exhumait pour faire la déclaration du décès. Son horrible commerce fut découvert, et elle avoua que c'était en préparant la bouillie dont elle nourrissait ces enfans, avec une décoction de têtes de pavots, qu'elle les empoisonnait. Ils ne succombaient qu'au bout d'un certain temps, et par l'action prolongée du médicament. La mort était-elle due à une fièvre lente nerveuse, résultant de l'excitation sans cesse renouvelée sur le système cérébral? ou bien, dépendait-elle de phlegmasies chroniques à la suite de congestions trop fréquentes dans le cerveau, les méninges, etc. ?

Chez les vieillards, les symptômes qui suivent l'emploi de l'opium sont ceux de la congestion cérébrale plus que ceux de l'irritation du système cérébro-rachidien. Nous avons pu remarquer dans la plupart des empoisonnemens observés à cet âge, la perte de connaissance, l'assoupissement subit et profond, l'état apoplectiforme enfin. Au contraire, les convulsions, les raideurs tétaniques, etc., sont rares ou de peu de durée. C'est qu'en effet, à cette époque de la vie, le centre nerveux a souvent une fâcheuse prédisposition aux congestions sanguines ; il est peu excitable au contraire, et par conséquent moins susceptible que dans la jeunesse d'éprouver une stimulation vive.

7°. *Différences dépendantes du tempérament.*

J'ai peu de données pour établir, d'après l'observation, les différences que l'action de l'opium doit présenter chez les divers individus suivant qu'ils sont doués de tel ou tel tempérament. Quelques auteurs nous disent que l'opium agit comme stimulant du système nerveux chez les sujets maigres, sensibles, irritables ; et les faits rapportés

plus haut de femmes nerveuses sujettes à des accidens fâcheux, à la suite de l'emploi de l'opium,
tendraient à le confirmer. Mais, d'un autre côté,
M. Barbier, qui regarde l'opium comme jouissant
d'une propriété exclusivement sédative, pense
que ce médicament peut diminuer l'irritabilité
chez des sujets nerveux impressionnables, et il dit
que l'on a vu de petites doses d'opium, souvent
renouvelées, être avantageuses chez les personnes
d'une complexion sèche, irritable, dont les mouvemens de la vie sont habituellement trop accélérés, qui éprouvent journellement des pertes
que la nutrition ne répare pas. Ces faits opposés
porteraient à croire que c'est tantôt sur le centre
nerveux, comme irritant, tantôt sur les extrémités
sentantes et sur les tissus contractiles, comme
sédatif, que l'opium agit chez les individus nerveux.

Si les auteurs diffèrent d'opinion relativement
à l'action de l'opium sur les sujets irritables, ils
s'accordent davantage sous d'autres rapports.
Tous conviennent qu'une dose un peu forte d'o-
pium serait très-dangereuse chez un individu doué
d'un tempérament sanguin, et dans un état de
pléthore qui pourrait faciliter les congestions cérébrales. A plus forte raison, devrait-on redouter
l'emploi de l'opium chez un sujet ayant passé la
première jeunesse, et dont le col serait court, la

face habituellement rouge, le caractère emporté; chez celui qui serait sujet à des étourdissemens, et qui présenterait quelques-unes des conditions précédentes. On conçoit que dans tous ces cas ce serait la congestion qui serait à craindre.

Deux ou trois faits me portent à croire que chez les individus qui s'enivrent facilement, par de légères quantités de vin ou d'alcool, l'opium détermine facilement aussi la congestion cérébrale. Tralles avait bien observé quelque chose de semblable, puisqu'il dit positivement: *Illi verò omnes qui vinum non bene ferunt vix bene ferent opium*. (Part. 1, p. 279.)

8°. *Différences dépendantes de l'habitude.*

L'habitude apporte des modifications bien remarquables dans l'action de l'opium sur l'homme sain. Tout le monde sait que si l'on fait un usage habituel de ce médicament, on est obligé d'en augmenter progressivement la dose pour en obtenir des effets sensibles; et l'on a vu des doses vraiment énormes de ce poison avalées sans accident fâcheux par des individus accoutumés à son action.

Les peuples de l'Asie, adonnés à l'abus de l'opium, nous fournissent des observations fort intéressantes sur cette matière. Les récits nom-

breux et identiques des voyageurs qui ont par-
couru l'Asie ne laissent rien à désirer sous ce rapport ; leurs observations peuvent être regardées
comme exactes. A la vérité, ils nous apprennent
que ces peuples n'emploient pas tous l'opium pur,
et que quelques-uns, les Perses entre autres, l'as-
socient à des aromates ou à d'autres substances
plus ou moins stimulantes. Mais l'opium fait la
base de toutes ces compositions ; c'est la partie la
plus active, et si leurs préparations venaient à
leur manquer, l'opium pur les remplacerait indubitablement. Les Turcs, quelques peuples de
l'Inde, n'emploient même que l'opium pur. On ne
peut donc douter que ce ne soit à lui qu'il faille
rapporter les effets que l'on observe.

M. Robiquet a connu à Paris un Turc qui usait
journellement d'opium *pur* en petites pilules. Il
disait cette substance indispensable à son bien-
être.

Mon ami, M. le docteur Dhéré, a connu, à
Lille, un officier français, qui avait contracté
l'habitude de l'opium. Il consommait un gros d'extrait aqueux *pur* chaque jour, et en éprouvait
les mêmes effets que les orientaux ; il était pâle,
émacié, et n'allait à la selle que tous les huit ou
quinze jours.

Un des premiers résultats de l'habitude qu'ont
les Asiatiques de prendre de l'opium, c'est de

pouvoir en avaler des doses considérables, comme nous l'avons déjà dit, sans qu'il y ait empoisonnement. Cela est d'autant plus remarquable, que l'opium n'en a pas moins une action très-marquée chez eux. Sa propriété stimulante du système nerveux central conserve la plupart de ses caractères, et c'est même l'excitation passagère que l'opium porte avec lui, qui fait que les orientaux en sont si avides.

Il paraît, au contraire, que la congestion cérébrale n'a pas lieu, ou plutôt qu'elle ne se manifeste plus par les signes qui lui sont propres. On n'observe ni coma, ni sommeil profond. A peine y a-t-il une somnolence légère, interrompue par des rêves délicieux, résultat de l'excitation du cerveau plutôt que de la congestion.

Il paraît donc que l'usage fréquent de l'opium, ou rend la congestion moins forte, ou, ce qui est plus probable, accoutume peu à peu le cerveau à l'afflux du sang et à la compression qui en résulte, absolument comme on le voit s'accoutumer à la compression exercée par un épanchement séreux qui se fait graduellement, ou par une tumeur développée lentement sur la paroi interne du crâne. Il en résulte que les symptômes d'excitation cérébrale conservent toute leur intensité, et que cette excitation paraît exister seule, surtout au commencement de l'action de l'opium.

Répéterai-je ici les récits curieux de Chardin, de Kœmpfer, etc., qui se trouvent cités dans tous les auteurs qui ont parlé de l'opium? Voici un fait qui suffirait seul pour mettre hors de doute l'action excitante de l'opium sur les individus qui en ont contracté l'habitude. Des Turcs, des Perses et des Arabes, prisonniers sur un vaisseau, ayant épuisé la petite provision d'opium qu'ils avaient pu emporter avec eux, ils demandèrent avec instance qu'on leur en donnât, si on ne voulait les voir succomber en peu de jours. A défaut d'opium ils firent usage de vin, qu'on leur distribua régulièrement, et qui produisit sur eux le même effet.

Au reste, il y a bien long-temps que l'on a remarqué que ce sont précisément les peuples à qui leur religion interdit l'usage du vin, qui abusent le plus de l'opium.

Voilà donc l'habitude qui sépare nettement les deux ordres de phénomènes appartenant à la congestion et à l'excitation, en ne conservant que ces derniers, et qui suffirait seule pour mettre en évidence cette dernière propriété de l'opium, si elle pouvait être encore douteuse.

Il n'est pas aussi facile de déterminer jusqu'à quel point l'habitude influe sur la propriété sédative que l'opium exerce directement sur les cordons nerveux et sur les tissus contractiles.

On sait que les hommes qui abusent de cette substance contractent un besoin impérieux de son usage ; ils ne se sentent vivre, pour ainsi dire, que lorsqu'ils sont sous son influence. Lorsque le sentiment de vigueur morale et physique, les désirs vénériens, l'exaltation cérébrale qui résultent de l'emploi de l'opium se sont dissipés, le Turc perd toute son énergie ; il tombe dans la morosité, l'apathie ; et l'état d'épuisement dans lequel il se trouve provoque de nouveau en lui le besoin de l'excitation. Une nouvelle dose d'opium vient le rappeler à la vie ; mais ce n'est pas sans inconvénient que l'organisation est ainsi ébranlée périodiquement : l'individu perd toute force de réaction, la nutrition s'altère, le marasme, une vieillesse anticipée sont les résultats ordinaires de cet abus de l'opium. On pourrait concevoir tous ces effets consécutifs, en supposant que la propriété sédative de l'opium a continué de jouir de toute son intensité malgré l'habitude, et que la sédation trop souvent renouvelée a produit le marasme en ralentissant les mouvemens des fluides, et en rendant par conséquent la nutrition moins active.

Mais, d'un autre côté, ces résultats consécutifs sont trop semblables à ceux qu'entraînent les excès dans les plaisirs de l'amour, pour que nous ne le fassions pas remarquer ici. Il semble qu'une dépense trop considérable et trop souvent répétée du fluide nerveux accumulé dans la masse encéphalique (je me sers de cette expression pour rendre mon idée, n'attachant d'ailleurs aucune valeur déterminée au mot fluide nerveux), il semble, dis-je, qu'une dépense trop considérable de ce fluide, quelle qu'en soit la cause, produise toujours les mêmes effets. L'abus du coït entraîne, comme celui de l'opium, immédiatement la tristesse, le dégoût, un sentiment d'anéantissement, le besoin de repos ; et si l'individu continue à se livrer à des excès de ce genre, le marasme et la décrépitude en sont les effets consécutifs, comme ils sont les effets consécutifs de l'abus de l'opium.

9°. *Différences dépendantes du climat.*

Plusieurs auteurs, frappés des différences qu'apporte chez les Asiatiques l'usage habituel de l'opium, ont cru que c'était à la température élevée des contrées orientales qu'il fallait les attribuer. Je suis loin de nier l'influence de la chaleur sur le mode d'action de l'opium; mais jusqu'à ce jour nous manquons de faits pour l'apprécier d'une manière certaine. Des observations exactes tendraient à prouver que cette influence est bien faible. Des Européens qui avaient contracté dans l'Inde l'habitude d'user d'opium, l'ont rapportée dans leur patrie sans trouver de différences sensibles dans son emploi. Nous avons déjà cité le fait que M. Robiquet nous a communiqué ; d'un Turc qui usait d'opium à Paris, et qui en éprouvait sans doute les mêmes effets que dans son pays, puisqu'il en continuait l'usage.

Hecquet, l'un des premiers qui aient émis l'opinion que nous discutons ici, disait, pour l'appuyer, que la chaleur favorisant la sueur chez les orientaux, les fluides entraînaient l'opium au dehors, et garantissaient ainsi le cerveau de son action. C'est ainsi qu'il expliquait ces fortes doses d'opium ingérées sàns accident par les Turcs. Freind, Berger (§ 57), disaient quelque chose de semblable ; ils croyaient que l'opium raréfiant les fluides et les rendant plus ténus, la chaleur facilitait leur filtration au travers de la peau.

Ces théories n'étaient peut-être pas trop mauvaises, et l'on pourrait très-bien concevoir que la sueur abondante, favorisée par la température des climats chauds, désemplît les vaisseaux, diminuât la masse des fluides en circulation, et rendît par conséquent la compression cérébrale moins forte, ce qui contribuerait à faire ressortir les phénomènes de surexcitation. La sueur serait alors comme une crise favorable qui garantirait le cerveau d'une compression trop forte.

10°. *Différences dépendantes des races.*

Une autre circonstance dont aucun auteur n'a tenu compte, et qui pourrait bien être pour quelque chose dans les différences que présente l'action de l'opium chez l'homme, ce sont les races.

Lord Macarthney, dans son voyage en Chine, rapporte que les *Javanais*, et surtout les esclaves, quand ils sont déterminés à se venger, essaient d'augmenter leur courage en s'enivrant d'opium. Aussitôt, devenant furieux et désespérés, non-seulement ils immolent les objets de leur haine, mais encore ils s'élancent sur tous les individus qu'ils rencontrent.

Thomas Raynal (*Hist. philosoph. des deux Indes*) dit qu'on est obligé quelquefois de poursuivre et de tuer des *Malais* possédés d'un délire furieux par suite de l'emploi de l'opium.

Kœmpfer (*Amœnit. exoticæ fascic.* III, *obs.* XV) nous apprend quelque chose de semblable. Il assure que, dans l'Inde, lorsque les esclaves *nègres*, fatigués du joug de leurs tyrans, veulent se délivrer de la vie, ils s'enivrent avec une forte dose d'opium ; dans cet état, armés d'un couteau, ils courent, frappant tout ce qui s'offre à leurs coups ; et ce n'est pas sans danger qu'on parvient à les arrêter. Nous avons déjà cité l'observation d'un *Javanais* mort à Batavia au milieu de convulsions ; c'est sur lui que nous avons vu l'exemple le plus prononcé d'empoisonnement avec irritation cérébro-rachidienne.

L'habitude et le climat ne suffisent plus pour expliquer ces différences. Les Turcs, les Perses, qui font un si prodigieux abus de l'opium, qui habitent des climats très - chauds, n'ont jamais rien présenté de semblable aux voyageurs.

Je n'essayerai pas d'expliquer ces effets terribles de l'opium chez les *Javanais*, les *Malais*, les *Nègres* ; j'observerai seulement, comme un fait, que la race caucasique paraît moins sujette à ces accidens, qui se voient surtout sur des races dont le cerveau est moins volumineux, moins sujet peut-être aux congestions, sur des races dont le centre nerveux est bien plus irritable. On sait combien chez le nègre surtout la susceptibilité nerveuse est exaltée, combien chez lui les affections par irritation de l'organe encéphalo-rachidien sont fréquentes, particulièrement dans le jeune âge.

11°. *Différences dépendantes des circonstances individuelles.*

Enfin, il y a encore quelques différences dans la manière d'agir de l'opium, que l'on pourrait appeler *individuelles* ou *idiosyncrasiques*, comme ne pouvant être rapportées à aucune circonstance appréciable. Comment expliquer, par exemple, ce fait singulier rapporté par Lorry : Je connais, dit-il, un homme fort âgé, anglais de nation, dans lequel l'action de l'opium s'est toujours différée jusqu'au lendemain.

Les faits de ce genre sont rares, et la plupart des anomalies peuvent rentrer dans quelqu'une des circonstances examinées jusqu'ici. Lorry rapporte encore qu'une application opiacée, faite à l'extérieur, détermina, chez une femme, un délire furieux, avec spasmes et convulsions. On enlève l'emplâtre, et les accidens cessent : c'est là une action normale de l'opium, exerçant une surexcitation sur le centre cérébro-rachidien chez un sujet probablement très-irritable.

D'autres fois, les accidens pourront être ceux de la congestion, de la sédation; il n'y aura pas encore là anomalie.

§ II.

Effets de l'opium sur les mammifères.

N'ayant fait d'expériences que sur quatre espèces de mammifères, c'est d'après elles seulement que je pourrai décrire l'action de l'opium sur cette classe de vertébrés.

Chiens et chats. — Dix ou vingt minutes après avoir été avalé, l'opium détermine le vomissement, si l'on n'a eu la précaution de lier l'œsophage ou les mâchoires. Bientôt après, tremblemens des membres ; horripilations générales ; battemens du cœur petits , serrés , accélérés ou ralentis ; stupeur , raideur et contracture des membres postérieurs, et non simple paralysie, comme l'ont dit beaucoup d'observateurs ; car quelquefois le tarse ne peut s'étendre sur la jambe, sans doute par suite de la contraction spasmodique des muscles fléchisseurs. Il y a pourtant affaiblissement et commencement de paralysie en même temps que raideur. Plus tard , il pourra y avoir paralysie seulement ; mais alors elle dépendra de l'action sédative directe, exercée par l'opium sur la fibre contractile, l'action irritante sur la moelle ayant cessé.

La stupeur persiste ; les pupilles m'ont presque toujours paru dans l'état naturel , quelquefois dilatées ou immobiles ; elles peuvent être contractées. Le pouls devient dur, lent, plein ; une bave séreuse abondante découle de la gueule chez le chien. J'ai vu le même phénomène quelquefois sur le chat. La respiration est lente, laborieuse ; des mouvemens convulsifs succèdent aux tremblemens des membres. Le tronc luimême est pris de convulsions. Elles ont lieu par accès et se reproduisent par le plus léger choc, par un bruit subit, par toute impression venue du dehors. Dans ces accès, la colonne vertébrale se raidit ; la tête se renverse sur le dos, les membres antérieurs restent tendus en avant, les postérieurs se portent brusquement en arrière. Les mouvemens de la respiration sont courts, entrecoupés, quelquefois suspendus momentanément. Les accès deviennent de plus en plus violens, et l'animal succombe tout-à-coup au milieu de l'un d'eux.

D'autres fois, les accès n'atteignent pas un grand degré d'intensité ; ils perdent bientôt de leur force et de leur fréquence, se prolongent encore pendant quelque temps, et cessent enfin complètement ou presque complètement. L'animal meurt plus tard que dans le premier cas, et dans un état de faiblesse très-prononcé, dans une sorte d'affaissement général.

Il est évident que le premier genre de mort correspond à la forme d'empoisonnement avec irritation cérébro-rachidienne, que nous avons vu pouvoir exister chez l'homme ; et que la deuxième forme correspond à celle par sédation nerveuse, que nous avons observée aussi chez l'homme.

Dans quelques cas, les accidens primitifs développés chez les carnassiers, après l'emploi de l'opium, ayant cessé depuis long-temps, les forces reviennent peu à peu, et la mort n'arrive que le troisième, le quatrième jour, et même plus tard. C'est la mort consécutive, qui peut se rencontrer aussi chez l'homme.

Lapins et cochons-d'Inde. — Chez ces animaux nous n'avons jamais le vomissement; les tremblemens sont peu prononcés, surtout au début; l'empoisonnement s'annonce par un engourdissement général; l'animal perd de sa vivacité; il est faible, immobile, couché sur le ventre, la tête posée sur le sol. Vient ensuite la raideur des membres postérieurs, avec tremblement lorsqu'ils se contractent; la respiration est lente, difficile, entrecoupée; enfin, au dernier degré, les convulsions se déclarent, et elles sont tellement semblables à celles que nous avons vues chez les carnassiers, que nous n'y reviendrons pas.

De même que ces derniers, les rongeurs peuvent succomber rapidement au milieu d'un violent accès, ou bien les convulsions peuvent perdre de leur intensité, l'animal s'affaiblir et mourir dans le collapsus.

Lorsque les accès sont très-forts, la respiration est difficile, entrecoupée, suspendue par momens; il y a dilatation des ailes du nez, bâillement; et ce dernier phénomène est un signe non équivoque d'asphyxie chez les lapins, comme l'a fort bien observé M. Legallois.

Je n'ai jamais tenu compte dans mes expériences des changemens qu'éprouve la circulation chez les rongeurs. Le plus léger bruit, le moindre mouvent, suffisent pour inquiéter un lapin et pour modifier non seulement la circulation, mais même la respiration. On peut pourtant observer celle-ci en ayant la précaution de laisser l'animal dans un parfait repos.

OUVERTURE DES CADAVRES.

Si l'animal est mort dans un violent accès, la tête est renversée sur le tronc; les membres antérieurs sont écartés des postérieurs; la raideur cadavérique existe au bout de quelques minutes. Elle vient plus tard si la mort a eu lieu après des accès faibles et prolongés, et pendant le collapsus.

On trouve les sinus, les veines de la pie-mère, celles du cerveau et de la moelle, gorgées de sang noir; rarement la pulpe cérébrale ou celle de la moelle sont-elles colorées en rose. Il y a fréquemment de la sérosité épanchée dans les ventricules.

Les poumons sont ordinairement affaissés, roses, peu crépitans; leurs gros vaisseaux sont très-engorgés : souvent de la sérosité rougeâtre suinte du tissu pulmonaire, à la coupe. Il peut y avoir des taches livides ou violacées, des infiltrations sanguines dans le parenchyme pulmonaire, dont le tissu est dense et facile à déchirer

5

avec le doigt. La muqueuse des bronches et de la trachée est souvent humide ; elle contient quelquefois des mucosités écumeuses. Souvent elle présente des plaques noires ou pourprées, formées par du sang extravasé dans le tissu sousmuqueux. Jamais je n'ai trouvé de la sérosité épanchée dans les plèvres. Le péricarde, au contraire, en contient souvent en quantité notable. Les quatre cavités du cœur, les gros vaisseaux qui y aboutissent, sont distendus par du sang noir, fluide ou coagulé.

Les veines mésentériques et sous - péritonéales sont engorgées. Je n'ai jamais vu de sérosité épanchée en quantité appréciable dans le péritoine. Le foie présente une coloration foncée ; il s'en écoule beaucoup de sang lorsqu'on l'incise. L'estomac est tantôt vide, tantôt plus ou moins plein d'un liquide trouble, roussâtre ou brun, exhalant quelquefois l'odeur d'opium. Si l'animal avait mangé peu de temps avant l'empoisonnement, les substances alimentaires se retrouvent dans l'estomac, et sont peu ou point altérées. La muqueuse gastrique est souvent tapissée par une couche pseudo - membraneuse grisâtre chez les rongeurs. Chez eux aussi la membrane musqueuse gastro - intestinale présente souvent une coloration rouge brune depuis le cardia jusqu'au cœcum. Chez les carnassiers, au contraire , cette surface est presque toujours pâle , ou bien elle est piquetée de rouge , et non injectée uniformément. Dans les deux ordres de mammifères , la membrane qui tapisse le colon est pâle , et souvent l'organe est distendu par des gaz. Dans les deux ordres aussi la vessie est totalement pleine d'urine. Ce phénomène ne manque pour ainsi dire jamais ; il avait été noté par Sprœgel et Haller.

EXPÉRIENCES.

Carnassiers.

1re *expérience.* — Elle a été faite , ainsi que la suivante , sur une chienne âgée de huit mois environ , de taille moyenne et bien portante.

Le 6 avril, à 7^h du matin, cinq grains d'extrait d'opium. A 7^h 20', vomissement d'alimens à demi digérés et de mucosités grisâtres. A 8^h , je lui donne cinq grains d'extrait. A 8^h 30', triste, abattue; tremblemens des membres, battemens du cœur petits et fréquens. A 10^h, tremblemens de tout le tronc, marche chancelante. A midi, les membres postérieurs ne se meuvent plus librement; ils sont raides et contractés (paralysie des auteurs) ; état de stupeur d'où l'animal sort par le plus léger bruit; battemens du cœur forts et lents; respiration lente. A 4^h , même état. A 6^h , les tremblemens ont beaucoup diminué ; les forces reviennent un peu. Le lendemain, à 7ʰ du matin, le rétablissement était complet, l'animal mangeait avec avidité.

2ᶜ *expérience.* — Le 7 avril, j'ai donné à la même chienne 15 grains d'extrait d'opium, et j'ai lié les mâchoires pour prévenir le vomissement. On a eu à peu près les mêmes effets, et dans le même ordre que la veille. L'animal a d'abord été pris de tremblemens dans les membres et dans le tronc ; le pouls est devenu petit et serré. Plus tard, faiblesse, difficulté dans la marche, raideur et contracture des membres postérieurs ; gêne et ralentissement des mouvemens du thorax ; stupeur sans perte de connaissance et sans abolition des sensations. Le lendemain, rétablissement complet.

3ᵉ *expérience*, 2 *mai.* — Chien adulte, de taille assez forte, faisant de trente à trente-cinq inspirations par minute ; cent quinze battemens du cœur, environ, dans le même espace de temps. A 7ʰ 15′, il avale deux gros et demi d'extrait d'opium solide dans des morceaux de viande cuite ; et je lie les mâchoires. Pendant un quart-d'heure, agitation ; il cherche à se démuseler. A 8ʰ, il est calme ; légers tremblemens des membres ; respiration courte, accélérée ; cinquante inspirations par minute ; cent huit pulsations petites, irrégulières. A 8ʰ 30′, horripilations générales ; petits mouvemens con-

vulsifs des membres de temps en temps. Quatre-
vingt-dix-huit pulsations, quinze inspirations difficiles, profondes. A 9^h, stupeur, libre exercice
des sens ; horripilations ; pupille dans l'état naturel ; raideur des membres postérieurs ; pulsations
du cœur brusques , assez fortes ; vingt-huit inspirations petites, inégales. A 10^h, marche chancelante, vingt-huit inspirations , cent pulsations
irrégulières par minute. A 11^h, affaiblissement
notable , salivation abondante. A midi, l'animal
est couché sur le côté; membres postérieurs raides
et fortement contractés (paralysés) ; ils ne peuvent servir à la locomotion. Quatre-vingt-dix pulsations pleines et fortes, dix-sept inspirations profondes assez égales. A 1^h , salivation , stupeur ,
raideur des membres postérieurs , quatre-vingt-
cinq pulsations, dix-huit inspirations. A 2^h, soubresauts convulsifs dans les membres. La contracture de ceux de derrière est telle qu'on ne
peut étendre le tarse sur la jambe qu'avec effort.
Dix-huit inspirations , cinquante-cinq pulsations
pleines, régulières. A 3^h, stupeur moindre, vingt-
deux inspirations courtes , soixante pulsations. A
4^h 3o′, cinquante-huit pulsations; il y a toujours
de la bave à la gueule. A 6^h, diminution dans les
accidens. A 9^h du soir, amélioration notable.

Le 3, au matin, l'animal marche assez librement;
il reste un peu de raideur dans les membres posté-

rieurs, et de faiblesse générale. Refus des alimens, amélioration dans la journée.

Le 4, le rétablissement était complet.

4ᵉ expérience, 22 *avril.*—Chien adulte, vigoureux, de petite taille.

A 6ʰ 3o′, je lui donne six grains d'extrait d'opium. A 6ʰ 4o′, vomissement de mucosités brunes. A 7ʰ, je lui donne un gros d'opium, et je lie les mâchoires. A 7ʰ 3o′, triste, abattu, un peu agité cependant. A 8ʰ, tremblemens des membres et du tronc, pouls petit et très-lent; respiration ralentie. A 9ʰ, habituellement couché, dans une demi-stupeur, marchant librement quand on l'excite. A 1oʰ, raideur avec contracture des membres postérieurs; habituellement couché, et comme endormi, il se relève quelquefois sur les membres antérieurs, et semble vouloir fuir. A 11ʰ 3o′, étendu sur le côté; stupeur, libre exercice des sens, pupille un peu dilatée; petits mouvemens convulsifs dans les membres de temps en temps; soubresauts du tronc s'il entend un bruit subit. Respiration lente, irrégulière; salivation abondante. A 11ʰ 55′, je lui donne trente-six grains d'extrait d'opium. A 12ʰ 45′, couché sur le côté, stupeur profonde, convulsions de temps en temps; respiration lente, laborieuse; pouls lent, médiocrement plein, salivation. A 1ʰ 2o′, secousse subite du tronc, la colonne se raidit et les membres postérieurs se portent en arrière. Jusqu'à 1ʰ.35′, il a encore plusieurs secousses. A 1ʰ 35′, accès très-fort; la tête se renverse sur le tronc, les membres postérieurs se portent brusquement en arrière; en même-temps la respiration est bruyante, comme si l'animal flairait. Il a encore plusieurs accès violens jusqu'à 1ʰ 51′, et on peut les déterminer si on touche l'animal quelques instans après qu'il a eu son accès. Si on le touche immédiatement après l'accès, il ne s'en déclare pas d'autre. A 1ʰ 57′, accès violent ; la tête se renverse, les membres postérieurs se portent en arrière et restent tendus; les muscles inspirateurs sont immobiles ; ceux de l'abdomen sont tiraillés et appliqués fortement contre les viscères ; l'animal meurt subitement.

Ouverture faite 1ʰ 3o′ après la mort.

Raideur extrême du tronc et des membres ; tête renversée sur le dos ; membres écartés ; les antérieurs portés en devant, les postérieurs en arrière.

Vaisseaux des méninges, et sinus cérébraux et vertébraux très-engorgés d'un sang noir ; sérosité très-abondante dans les ventricules cérébraux (peut-être trois onces). Pas de lésion appréciable des pulpes cérébrale et rachidienne. Elles sont traversées par des vaisseaux engorgés.

Poumons affaissés, roses, laissant couler de la

sérosité spumeuse à la coupe. Lobes et lobules circonscrits par des veines engorgées. Muqueuse trachéale légèrement humide, présentant des plaques violacées éparses sur un fond rose pâle. Péricarde rempli par une quantité notable de sérosité limpide. Cœur distendu par du sang noir demi-concret dans ses quatre cavités. Système veineux généralement engorgé.

Estomac contenant trois quarts de litre au moins d'un liquide roussâtre, trouble, nullement visqueux. Il y a en outre dans l'estomac des morceaux de viande cuite très-entiers, ne présentant pas la plus légère altération. Ils avaient servi à envelopper l'opium, donné à 7ʰ du matin, en deux bols. Muqueuse gastrique d'un rouge foncé dans plusieurs points. Le reste de la muqueuse digestive est pâle. Colon distendu par des gaz. Matières fécales dans le rectum et la fin du colon. Vessie remplie d'une urine citrine, limpide; corps caverneux gorgés de sang, dans un état de demi érection.

5ᵉ expérience, 5 mai. — Chien de taille assez forte, bien portant. A 7ʰ 3o′ du matin, il avale trois gros d'extrait d'opium en bols enveloppés dans de la viande cuite. On lie les mâchoires immédiatement. D'abord, agitation très-grande : l'animal se débat fortement. A 8ʰ, il est en repos. A 9ʰ, pouls fréquent, sorte de somnolence, hor-

(73)

ripilations. A 10ʰ 3o ', stupeur, respiration lente,
loborieuse, raideur très-grande des membres postérieurs. L'animal marche pourtant encore si on l'y
excite. A midi, stupeur; pupille dans l'état naturel ; convulsions légères des membres par momens. Le contact ou un bruit subit déterminent
des secousses convulsives du tronc. Membres postérieurs toujours raides et contractés. Circulation
lente, pouls pas très-plein, salivation. A midi 45 ',
secousses tétaniques assez fortes avec renverse-
ment de la tête sur le tronc. L'animal se plaint dans
les intervalles des accès. Respiration courte, accélérée. Cent quarante pulsations. Jusqu'à deux heures,
les secousses ont continué en perdant de leur force
et de leur fréquence. A 2ʰ, elles se montraient à
peine, et seulement lorsqu'on touchait l'animal
ou qu'on faisait du bruit subitement. A 2ʰ 3o', toujours couché sur le côté, dans la stupeur. J'essaie
de le placer sur ses jambes ; elles fléchissent sous
lui comme s'il était mort. Les muscles du tronc
sont aussi très-affaiblis. Cet état de débilité a persisté sans autre changement que dans la respiration, qui était tantôt faible, à peine visible; tantôt
bruyante, pénible, entrecoupée. Le pouls était
fréquent et faible, irrégulier par intervalles. A 6ʰ,
j'essaie de nouveau de faire marcher l'animal. Mais
il est tout-à-fait souple, et ne peut même soulever
la tête de dessus le sol. A 6ʰ 45', il a eu quelques

petites convulsions des membres antérieurs , et est mort presque aussitôt.

Ouverture faite 12ʰ après la mort.

Méninges et sinus engorgés de sang; peu de sérosité dans les ventricules.

Poumons à demi affaissés , roses dans quelques points, engorgés dans certains endroits, et présentant des lobules denses d'un violet foncé , donnant à l'organe un aspect marbré. Pas de mucosités dans la trachée. Cavités droites du cœur remplies d'un sang fluide , ainsi que les troncs veineux qui y aboutissent.

Muqueuse gastrique pâle et saine dans toute son étendue. L'estomac contient peu de liquide ; la viande ingérée avec le poison est très-reconnaissable , malgré une sorte de fausse membrane blanche , ou plutôt de mucosité épaisse, qui l'enveloppe, et que l'on détache facilement.

Vessie presque pleine d'une urine limpide. Vaisseaux mésentériques et sous-péritonéaux visibles à travers la séreuse.

Ces expériences sur les chiens sont tellement semblables à celles que nous ont conservées Sprœgel, Lorry , etc. , que j'ai cru inutile de les répéter un plus grand nombre de fois.

En voici une de celles que donne M. Orfila dans sa Toxicologie.

A 8ʰ du matin, on fait prendre à un petit chien

robuste trois gros d'opium brut. A 10ʰ, l'animal n'éprouvait encore aucun phénomène sensible. A midi 3o', ses extrémités postérieures étaient très-faibles et paralysées; il se tenait couché sur le ventre; les muscles du tronc et de la face étaient le siége de mouvemens convulsifs violens, en sorte que l'animal faisait des grimaces, et était déplacé à chaque instant, quoiqu'il s'appuyât avec force sur ses quatre pattes. Sa physionomie portait l'empreinte de la stupeur; les pupilles n'étaient pas plus dilatées que dans l'état naturel; les organes de la vision et de l'odorat exerçaient librement leurs fonctions; l'animal ne poussait aucune plainte, mais il paraissait très-abattu; les battemens du cœur étaient lents et faibles. A 6ʰ du soir, les secousses convulsives étaient plus fortes et plus fréquentes; le train de derrière était complètement paralysé. Il est mort dans la nuit. On l'a ouvert le lendemain, et on a remarqué que la tête était légèrement renversée sur le dos, les pattes raides et éloignées les unes des autres.

L'estomac contenait la presque totalité de l'opium, que l'on pouvait reconnaître à son odeur; la membrane muqueuse de ce viscère était enduite d'une légère couche blanchâtre facile à détacher, et n'offrait aucune trace d'inflammation. Les poumons présentaient des plaques livides gorgées de sang, peu crépitantes.

Les mêmes expérimentateurs nous disent que l'animal ne succombe pas toujours immédiatement; il peut ne mourir que le troisième, le quatrième jour, et même plus tard.

N'ayant pas d'observation à moi de ce genre de mort, je citerai deux cas recueillis par M. Orfila. Ils sont intéressans, non par les symptômes qui ont précédé la mort, mais par les lésions trouvées dans les cadavres.

Ouverture d'un chien mort huit jours après une injection d'opium dans la jugulaire.

Cinq heures après la mort, « le cœur était flas-
« que, et contenait du sang fluide et noirâtre. Les
« poumons, d'une couleur généralement rose, of-
« fraient dans chaque lobe huit ou neuf taches
« noires au moins, de la grosseur d'une lentille,
« d'une demi-ligne d'épaisseur, formées par une
« substance dense, semblable au tissu du foie, et
« nullement crépitante; les autres portions des
« poumons contenaient de l'air. On voyait dans le
« lobe inférieur du poumon gauche une plaque
« d'environ deux pouces de long et un demi-pouce
« de large, d'une couleur livide, et qui, étant in-
« cisée, laissait écouler une assez grande quantité
« de sérosité roussâtre. La portion supérieure de
« la pie-mère, correspondant aux extrémités anté-
« rieure et postérieure du lobe droit, était forte-
« ment injectée en rouge dans une étendue cir-

« culaire dont le diamètre était d'environ quatre
« lignes ; elle paraissait noire. Le ventricule droit
« contenait un peu de sérosité roussâtre, et les
« vaisseaux qui le parcourent intérieurement
« étaient d'un rouge vif et assez fortement injectés.
« Il n'y avait point de lésion dans l'hémisphère
« gauche. »

Un autre chien, mort le cinquième jour de
l'empoisonnement, lui a offert des lésions à peu
près semblables dans les poumons.

6ᵉ expérience, 9 avril.—Sur la chienne qui a
servi aux deux premières expériences.

A 6ʰ 3o′ du matin, trente-six grains d'extrait
d'opium. Je coupe immédiatement les deux nerfs
pneumo-gastriques à la hauteur du larynx, avec
perte de substance de plus d'un pouce pour chacun.

A 7ʰ, tremblemens, respiration difficile, entrecoupée, circulation très-accélérée. A 8ʰ, affaiblissement général, respiration toujours très-laborieuse ; les tremblemens ont cessé. A 9ʰ,
stupeur, raideur et contraction des membres postérieurs ; tremblemens très-forts ; petites secousses
tétaniques du tronc avec convulsions des membres
postérieurs. A 1oʰ, les petits accès continuent ; ils
sont déterminés surtout par le bruit ou le contact.
Sept inspirations très-longues par minute ; l'animal ronfle comme s'il flairait. Pupille très-dilatée.

A 11ʰ, les convulsions tétaniques sont plus fortes. La stupeur est continuelle. Je m'aperçois alors que la respiration est variable. Pendant le repos, il y a quatorze inspirations en deux minutes. J'en compte trente-huit dans le même espace de temps pendant les accès convulsifs. Ces différences ont existé avec quelques petits changemens pendant que les convulsions ont persisté. A midi 3o′, prostration complète; l'animal peut à peine soulever la tête lorsqu'on l'excite fortement. Spasmes rares et faibles. Le pouls est toujours très-accéléré et très-faible. A 1ʰ 15′, il n'y a plus que de très-petits mouvemens convulsifs : six inspirations par minute, très-prolongées.

Depuis cet instant, les phénomènes d'empoisonnement ont continué à perdre de leur intensité. A 3ʰ, il restait encore de la stupeur, mais plus de tremblemens ni de spasmes; seulement un affaiblissement musculaire, tel que l'animal semblait une masse privée de la vie. A 5ʰ, même état.

Le 10 avril, à 7ʰ du matin, plus de stupeur; muscles toujours faibles et à demi paralysés; respiration un peu gênée. A 2ʰ 3o′, l'animal se soutient sur ses membres lorsqu'on l'y place, mais il ne peut marcher. A 6ʰ, même état.

Le 11, pendant la nuit, il a rendu des excrémens, et a uriné abondamment; ce qu'il n'avait pas fait depuis le 7. Il se lève seul et marche. Refus des alimens; vomissement de mucosités grisâtres; respiration toujours gênée, dix inspirations par minute avec râle. De 7ʰ à 10, il y a eu un grand nombre de vomissemens. A 11ʰ, l'animal est couché sur le côté, sans connaissance; membres raides ; respiration très-irrégulière , bruyante. Mort à midi.

Ouverture du cadavre faite 5ʰ après la mort.

Membres raides sans être écartés. Tête un peu fléchie sur la poitrine.

Léger engorgement de la pie-mère.

Poumons sains et crépitans dans quelques points; présentant des portions de leur tissu engorgées de sang noir, compactes et denses. Muqueuse bronchique pâle, humide; cavités droites du cœur remplies par des caillots de sang noir, ainsi que les cavités gauches. Concrétion fibrineuse dans l'oreillette gauche, se ramifiant dans les veines pulmonaires. Tout le système veineux engorgé.

Foie volumineux ; estomac et intestins contractés ; ces derniers sont vides ; l'estomac contient une petite quantité de bouillie jaunâtre; sa muqueuse pointillée de rouge dans beaucoup de points; celle de l'intestin pâle.

Vessie vide et contractée sur elle-même.

Voulant comparer les lésions que l'on trouve

après la mort par l'opium à celles qu'offre la mort par asphyxie, un chien a été asphyxié par strangulation, graduellement, pour avoir des phénomènes aussi rapprochés que possible de ceux que présente l'empoisonnement par l'opium.

7e expérience. — Un chien a été asphyxié par strangulation ; je ne rapporterai pas les phénomènes qui ont précédé la mort; ils nous intéressent peu.

Ouverture faite 2^h 30' après la mort.

Méninges considérablement gorgées de sang noir, ainsi que les sinus cérébraux et vertébraux. Substance grise du cerveau présentant une nuance rougeâtre. Un peu de sérosité épanchée dans les ventricules.

Trachée pâle et humide. Poumons roses, affaissés, un peu infiltrés par de la sérosité ; cœur et veines remplis de beaucoup de sang noir coagulé.

Langue violacée ; muqueuse buccale d'un rouge foncé; foie engorgé; muqueuse gastrique colorée en brun ardoisé uniforme ; muqueuse intestinale pointillée de rouge çà et là (l'animal avait pris une forte dose d'opium quelques jours avant; cependant il paraissait bien rétabli). Vessie vide et contractée (il avait uriné en mourant).

8ᵉ *expérience.*—Sur un chat âgé de deux mois environ , ayant subi , la veille , une première expérience , mais paraissant bien rétabli.

A 5ʰ du matin , six grains d'extrait d'opium. A 5ʰ 15′, vomissement de mucosités jaunes filantes. Jusqu'à 5ʰ 30′, agitation ; il joue encore , si on l'y excite , et chancelle en courant. Horripilations lorsqu'il est en repos. A 5ʰ 45′, je lui donne douze grains d'extrait d'opium. A 6ʰ , couché sur le ventre. A 6ʰ 20′, chutes fréquentes quand il marche ; tremblemens convulsifs avec raideur des quatre membres. A 6ʰ 25′, la raideur est extrême, les tremblemens continuent ; les fléchisseurs des doigts, fortement contractés , font saillir les griffes comme si l'animal voulait se cramponner au sol. Il pousse quelques cris. A 6ʰ 30′, il tombe sur le côté ; secousses convulsives violentes, comme galvaniques , pendant lesquelles la tête est relevée sur le dos, les pattes postérieures se portant en arrière. La respiration est haletante, irrégulière ; elle se suspend complètement lorsque les secousses tétaniques ont lieu. A 6ʰ 33′, les secousses sont moins fortes ; tremblement général ; mort.

Ouverture faite immédiatement.

Tête renversée sur le dos ; membres écartés , pas de raideur encore.

Les méninges et les sinus du cerveau et de la

moelle remplis de sang noir. Epanchement séreux, abondant, dans les ventricules cérébraux.

Poumons affaissés, roses, crépitans, parcourus par des vaisseaux engorgés. Le péricarde ne contenait pas de sérosité en quantité notable. Le cœur se contractait encore un peu ; il y avait du sang noir accumulé dans ses quatre cavités.

Le foie laissait couler une abondante quantité de sang à la coupe. L'estomac était affaissé, ainsi que le tube intestinal ; la muqueuse pâle dans toute son étendue. Il y avait dans l'estomac une petite quantité d'un liquide brun , exhalant une forte odeur d'opium. Le péritoine était sain, mais les vaisseaux mésentériques engorgés lui donnaient une teinte violacée. La vessie était totalement pleine d'une urine citrine.

Cette expérience a été répétée avec des résultats très-semblables.

Rongeurs.

9ᵉ *expérience, 6 avril.*— J'ai donné à un lapin adulte, bien portant, trois grains d'extrait d'opium. Il n'a présenté aucun symptôme d'empoisonnement.

7 *avril.* J'ai donné au même lapin dix grains d'extrait d'opium, sans avoir d'effet sensible.

10 *avril.* Sur le même lapin, faisant de cin-

quante-cinq à soixante inspirations par minute , lorsque aucun bruit ne l'inquiète.

A 2ʰ 3o' après midi, trente grains d'extrait d'opium. A 3ʰ 25', engourdissement général très-prononcé ; l'animal est habituellement en repos ; trente inspirations par minute. A 4ʰ , étendu sur le ventre ; la mâchoire inférieure appuyée sur le sol ; vingt-cinq inspirations. Si on excite l'animal à se mouvoir , il ne le fait que difficilement , et il y a de la raideur dans les membres postérieurs. A 6ʰ 3o' , accroupi ; l'espèce de torpeur ou de paresse, dont il est affecté depuis 3ʰ 25', persiste toujours. Lorsque l'animal s'appuie sur les membres postérieurs pour se porter en avant, ils sont raides et tremblans. A 8ʰ 3o' du soir , il ne saute plus pour se mouvoir , mais il avance alternativement les jambes de derrière , comme font la plupart des mammifères. Les membres postérieurs tremblent toujours lorsqu'ils se contractent.

Le 11 , il restait encore de la faiblesse et de l'engourdissement. L'animal mangea dans la journée ; le soir , il avait repris sa vivacité ordinaire.

10ᵉ *expérience*. — Sur un jeune lapin mâle , adulte , très-vif , sans cesse en mouvement ; faisant soixante inspirations par minutes lorsqu'il est tranquille. Le plus léger bruit l'inquiète , et accélère beaucoup la respiration.

A 8ʰ 15' , deux gros d'extrait d'opium en bols ;

et immédiatement après , une once d'eau commune. A 8ʰ 45′, immobile, accroupi , quarante inspirations par minute. A 9ʰ 45′, étendu sur le ventre , la mâchoire inférieure portant à terre ; s'inquiétant, sans se déplacer , si l'on fait du bruit ; trente inspirations. Si on force l'animal à se mouvoir , les membres postérieurs tremblent pendant la progression. A midi, même état. Les sens sont très-libres ; l'animal ressaute par le plus léger bruit , mais ne se déplace que quand on l'y force ; et alors les membres postérieurs sont raides , tremblans , et avancent alternativement comme ceux d'un chien ou d'un chat, par exemple. Respiration inégale , entrecoupée. Quinze à dix-huit inspirations par minute. A 1ʰ, l'animal ne soulève plus ses côtes par un seul effort , il est obligé d'ajouter plusieurs contractions successives pour dilater sa poitrine. A 2ʰ 15′, il tombe sur le côté ; les membres postérieurs sont tremblans. A 2ʰ 25′, contraction forte et subite des muscles dorsaux ; la tête est renversée sur la colonne vertébrale , les membres postérieurs sont dirigés en arrière et rigides. Après ce premier accès , le lapin veut fuir ; il se relève sur le ventre ; mais les membres sont étalés sur le sol , et ne peuvent que se mouvoir sans soutenir le tronc , en sorte que l'animal semble ramper sur le ventre. Les convulsions se sont renouvelées plusieurs fois en augmentant d'intensité. Pendant les accès, il y a perte de connaissance et de sensibilité. On peut toucher le globe de l'œil sans que les paupières se ferment ; la respiration est suspendue. Cet état dure une minute environ, après quoi la connaissance revient, la respiration se rétablit, mais elle est haletante comme si l'animal avait couru long-temps. Il bâille fréquemment, dilate ses narines, fait entendre un petit râlement. Il meurt subitement à 3^h, au début d'un accès très-fort, pendant que la tête est renversée sur le dos, et que les muscles du thorax sont immobiles.

Ouverture du cadavre faite immédiatement.

Méninges et sinus engorgés de sang noir ; épanchement sereux assez abondant dans les ventricules. La moelle est légèrement mais évidemment rosée vers sa partie supérieure ; sa coloration tire sur le vermeil, et non sur le violet.

Poumons rose-pâles, sains et un peu engorgés de sérosité. Séreuse du péricarde remplie d'une notable quantité d'un liquide limpide. Cavités du cœur et système veineux engorgés de sang noir fluide.

Estomac rempli d'une pulpe herbacée mangée la veille. Muqueuse gastrique colorée en rouge pourpre, ainsi que celle du cœcum et du commencement du colon. Le reste de la muqueuse est presque pâle. Vessie distendue par beaucoup d'urine. Vésicules séminales très-pleines.

11e *expérience*, 30 *avril.* — Lapin âgé de cinq mois environ, faisant soixante - dix inspirations par minute.

A 11^h 3o', il a avalé un gros d'extrait d'opium. A 11^h 45', immobile, accroupi. A midi et demi, la machoire inférieure est appuyée sur le sol ; il ne se déplace plus même quand on le pousse avec la main. Quarante inspirations par minute. A 2^h 3o', affaiblissement général très - grand. A 5^h 3o', respiration entrecoupée, difficile, petit grognement plaintif de temps en temps ; quelquefois l'animal tombe sur le ventre les pattes raides, les postérieures portées en arrière ; il se relève presque aussitôt. A 8^h, les membres postérieurs sont presque inflexibles. A 9^h, ils ne peuvent plus être ramenés en avant dans la locomotion. Les membres antérieurs sont raides aussi. Après quelques secousses tétaniques du tronc, l'animal est mort à 1o^h du soir.

Ouverture faite 8^h après la mort.

Méninges médiocrement engorgées ; pas d'épanchement dans les ventricules cérébraux.

Poumons affaissés, sains, nullement engorgés. Des plaques violacées sur la muqueuse trachéale, qui est humide. Sang noir accumulé dans le cœur et les veines. Muqueuse digestive généralement pâle ; vessie pleine d'urine. Vaisseaux sous-péritonéaux engorgés et visibles à travers la séreuse.

Sur un troisième lapin, de même grosseur que le précédent à peu près, dont les symptômes d'empoisonnement n'ont pas été recueillis avec détail, mais qui est mort également dans les convulsions tétaniques, on a trouvé quatre heures après la mort :

Raideur générale ; tête renversée sur le dos, pattes écartées.

Méninges et sinus pleins de sang ; sérosité dans les ventricules ; pulpe cérébrale et rachidienne, sans altération appréciable.

Poumons roses et engorgés de sérosité. Muqueuse respiratoire pâle et humide. Peu de sérosité dans le péricarde. Sang noir, fluide dans les cavités du cœur et les veines.

Muqueuse gastro-intestinale présentant une teinte pourprée peu foncée jusqu'au cœcum, le reste de l'intestin pâle. Une sorte de couenne albumineuse tapissait toute la muqueuse gastrique, et imitait là une fausse membrane. La vessie était distendue par de l'urine citrine limpide.

12e *expérience*, 23 *avril*. — Sur un jeune lapin mâle adulte très-vigoureux.

Pour comparer les lésions cadavériques, je l'ai asphyxié par submersion, non pas subitement, mais par plusieurs immersions successives. Je ne dis rien des symptômes de l'asphyxie ; je remarque seulement que les bâillemens et la dilatation des narines ont eu lieu absolument comme dans la 10e expérience, ces symptômes étant caractéristiques de l'asphyxie chez les lapins.

L'ouverture a été faite demi-heure après la mort.

Engorgement des vaisseaux cérébraux et des méninges; substance du cerveau et de la moelle sans aucune altération ni coloration anomale.

Poumons sains et crépitans, marbrés par des lignes ou circonvolutions bleuâtres, qui n'étaient que superficielles. Écumes dans la trachée; sa muqueuse pâle. Pas de sérosité dans le péricarde. Cœur et veines pleins de sang noir et fluide.

Estomac vide, sa muqueuse et celle de l'intestin grêle colorées en rouge vineux. Celle du colon pâle. Ce dernier intestin était distendu par des gaz. Les vaisseaux sous-péritonéaux, très-engorgés, étaient visibles à travers la membrane séreuse, qu'au premier aspect on aurait pu croire enflammée dans toute son étendue. Vessie presque vide. Vésicules séminales très-pleines.

13e *expérience*, 1er *mai.* — Sur un cochon-d'Inde adulte très-vif, faisant au moins cent inspirations par minute.

A 6^h 45′, il avale trente-six grains d'extrait d'opium. A 7^h 45′, blotti dans un coin, horripilations fréquentes; il ne fuit plus si on l'approche. A 8^h, raideur des quatre pattes, tremblement général. A 8ʰ 7′, agitation extrême, cris aigus, efforts extrêmes pour courir, vu l'état de raideur des membres. A 8ʰ 10′, les membres postérieurs, tout-à-fait inflexibles et portés en arrière, ne peuvent plus servir à la locomotion. Respiration haletante. A 8ʰ 15′, il tombe sur le ventre et est pris d'accès tétaniques, absolument semblables à ceux observés sur les autres mammifères. Pendant les accès, il perd le sentiment et la connaissance ; la respiration est rare, entrecoupée, vingt-deux inspirations dans une minute, très-difficiles, avec bâillement et dilatation des ailes du nez, chaque fois que la poitrine se dilate. A 8ʰ 25′, les inspirations sont très-faibles. A 8ʰ 35′, l'animal paraît mort ; mais on sent encore un léger frémissement du cœur. A 8ʰ 40′, la mort est complète.

Ouverture faite 1ʰ, après la mort.

Membranes cérébrales injectées. Substance corticale du cerveau colorée en rouge violet, depuis les lobes olfactifs jusqu'au cervelet. Substance blanche sans altération, parcourue par des vaisseaux rouges très-pleins. Sérosité dans les ventricules.

Poumons engorgés de sang noir, présentant des lobes colorés au milieu du tissu resté sain. Sérosité sanguinolente coulant à la coupe. Cœur et troncs veineux très-pleins de sang noir fluide.

Il y avait dans l'estomac un liquide brun exhalant une forte odeur d'opium. Une couche couenneuse tapissait toute la surface gastrique et simulait de fausses membranes. Rougeur foncée de la membrane interne dans tout l'intestin grêle. Peu d'urine dans la vessie. Corps caverneux engorgé, vésicules séminales très-pleines. Vaisseaux sous-péritonéaux pleins de sang noir, et donnant à tout le péritoine une teinte violacée plus claire, qui permettait encore de distinguer les veines au-dessous de lui.

§ III.

Effets de l'opium sur les oiseaux.

On observe chez les oiseaux, comme symptômes ordinaires de l'empoisonnement par l'opium : au début vomissement, trouble de la respiration, qui est tantôt accélérée, tantôt ralentie, souvent inégale ; quelquefois agitation très-prononcée. Les membres postérieurs se raidissent et ne peuvent plus servir à la locomotion ; ce n'est pas simple paralysie, car les doigts sont tantôt raides et inflexibles, tantôt contractés et inextensibles, selon que le spasme prédomine dans les muscles fléchisseurs ou extenseurs. Plus tard, tremblement des ailes avec mouvemens convulsifs ; soubresauts de tout le tronc ; respiration courte, haletante, irrégulière ; déjections alvines liquides, plus ou moins abondantes. Enfin, les accidens convulsifs et tétaniques se reproduisent, dans cette classe de vertébrés, avec tous leurs caractères ordinaire ; c'est-à-dire, que la tête se renverse sur le dos, que la queue se relève par la contraction des muscles dorsaux supérieurs ; que les pattes se raidissent en se portant en arrière; que la respiration se suspend momentanément, et que l'oiseau meurt au milieu des convulsions.

Quelquefois, il semble qu'il y ait congestion cérébrale; l'oiseau est faible, dans la stupeur ; ses sensations sont émoussés ; il se déclare des convulsions, mais bien moins prononcées que dans la première forme ; l'affaiblissement augmente de plus en plus, et la mort arrive presque sans convulsions. Cette forme est assez rare chez les oiseaux, j'en rapporte un exemple (5e expérience). Elle correspondrait à la forme d'empoisonnement par sédation nerveuse, s'il n'y avait en même temps quelques signes de congestion cérébrale.

Ouverture des cadavres.

Les lésions trouvées après la mort sont peu nombreuses. Si l'oiseau est mort dans le tétanos, la tête et la queue sont relevées vers le dos, les pattes dirigées en arrière.

Rarement trouve-t-on quelque altération dans

le crâne ; dans tous les cas, on trouve un engorgement sanguin, très-considérable, dans le
cœur et les grosses veines. La muqueuse intestinale est colorée en rouge brun, plus ou moins
foncé, dans toute son étendue. On trouve constamment la cavité intestinale distendue, depuis
le gésier jusqu'au cloaque, par des mucosités
grisâtres ou jaunâtres, demi-liquides.

EXPÉRIENCES.

1re *expérience.*—Sur un pigeon mâle, adulte,
vigoureux, faisant de vingt-huit à trente-deux
inspirations par minute lorsqu'il était en repos.

A 6^h 20′, après avoir un peu mangé, il a avalé six
grains d'extrait d'opium. A 7^h, il est tranquille,
reposant sur le ventre ; vingt-cinq inspirations
par minute. A 8^h, même état ; quelques efforts
pour vomir. A 8^h 15′, il rend, après plusieurs efforts, quelques graines de vesce, enduites d'une
couche d'opium délayée dans du mucus. Peu de
minutes après, il rend, à plusieurs reprises, une
assez grande quantité d'opium filant. A 9^h, immobile, ressautant par le plus léger bruit, mais sans
se déplacer. A 9^h 45′, vomissement d'une petite
quantité de mucus opiacé. A 10^h, excrétion alvine
d'un liquide muqueux, jaune verdâtre. A 11^h, toujours immobile. A 1^h 15′, même état ; vingt-trois

inspirations. A 2ʰ 3o′ , nouvelle excrétion de même nature que la première.

Dans la nuit, il y a eu excrétion abondante de ces muosités jaunes verdâtres et liquides. Le lendemain l'animal paraissait rétabli ; il mangeait bien , sa respiration était revenue à l'état ordinaire.

2ᵉ *expérience*, 19 *avril.* — Sur le même pigeon.

A 6ʰ 45, dix-huit grains d'extrait d'opium ; je lie le bec pour prévenir le vomissement. A 7ʰ 15′, efforts de vomissement. A 7ʰ 45′, nouveaux efforts de vomissement; agitation extrême; quarante-deux inspirations par minute. A 8ʰ, soixante-quatre inspirations courtes et brusques. A 8ʰ 15′, respiration si accélérée qu'on compte difficilement le nombre des mouvemens. A 9ʰ, l'animal est plus tranquille ; trente-sept inspirations par minute. A 10ʰ 3o′, ordinairement appuyé sur le ventre; les pattes sont raides, la marche chancelante ; il ne peut plus fuir lorsqu'on approche ; soixante-huit inspirations par minute. A 11ʰ 15′, respiration très-courte, accélérée; mouvemens des côtes si faibles qu'à peine peut-on les bien distinguer. A 11ʰ 3o′, ailes à demi écartées du corps, tremblantes; doigts raides et étendus, ne pouvant se fléchir. Les mouvemens du sternum ne sont plus visibles qu'à sa partie postérieure, et si irréguliers qu'en trois minutes consécutives, je compte cent deux, quatre-vingt-quatorze , cent-dix inspirations. A 11^h 35', les ailes sont écartées et dans un tremblement continuel et violent. Les pattes sont rigides , les doigts fortement fléchis. A 11^h 40', l'oiseau est étendu à terre ; il est pris de secousses convulsives , dans lesquelles la tête se relève sur le dos ; les plumes de la queue sont relevées et étalées, comme si l'animal faisait la roue. Ces accès se sont renouvelés plusieurs fois en augmentant d'intensité ; ils se reproduisaient par le choc ou le bruit subit. Il y a eu plusieurs excrétions alvines, jaunes verdâtres , liquides , en quelques instans. A 12^h 15', les accès tétaniques étaient toujours très-intenses. A 12^h 20', la tête se renverse fortement sur le dos et à gauche, et l'animal meurt au début de l'accès.

Ouverture faite à 1^h après midi.

Raideur générale ; tête et queue relevées vers le dos ; pattes dirigées en arrière, doigts fortement fléchis.

Il n'y a pas d'engorgement sanguin dans la tête, ni aucune altération appréciable dans la substance du cerveau ou de la moelle.

Poumons très-sains. Engorgement sanguin du cœur et de tout le système veineux ; le sang reflue dans les vaisseaux de l'abdomen ; les vaisseaux sous-péritonéaux sont très-pleins. La muqueuse intestinale est colorée en rouge brun ; ses petits vaisseaux sont très-injectés. Cette coloration s'observe depuis la langue et le palais jusqu'à l'anus ; cependant la langue et l'intérieur de la bouche étaient pâles lorsque j'ai introduit le poison. Tout le canal intestinal, depuis au-dessous du gésier, jusqu'à l'anus, est rempli d'une mucosité jaune verdâtre, tout-à-fait semblable aux matières rejetées pendant la vie.

2e *expérience.*—J'ai donné à un pigeon, moins fort que le précédent, dix grains d'extrait d'opium, et j'ai lié le bec.

Les symptômes de l'empoisonnement n'ont offert que des différences peu importantes, et je n'en donnerai pas les détails. L'animal a d'abord tenté de vomir à plusieurs reprises ; quelquefois, après les efforts de vomissement, on voyait le mouvement de déglutition se faire le long de l'œsophage, comme si l'oiseau avalait une substance qu'il aurait ramenée. La respiration est devenue très-irrégulière, la raideur des pattes s'est déclarée ; les doigts étaient fortement contractés et inextensibles ; l'oiseau s'appuyait sur leur convexité et sur le côté du poignet. Les ailes étaient tremblantes, écartées ; enfin les secousses tétaniques se sont déclarées, et l'oiseau est mort au milieu des accès, à peu près avec les mêmes circonstances que le précédent.

A l'ouverture, faite 4^h après la mort, je n'ai

rien trouvé de remarquable dans la tête. Le système veineux du thorax et de l'abdomen était fortement engorgé. La muqueuse intestinale, très-rouge et injectée, était tapissée par des mucosités visqueuses, très-abondantes, depuis le gésier jusqu'au cloaque; l'animal n'avait pourtant pas eu d'excrétions alvines avant sa mort.

4e expérience. — Sur un moineau commun (*fringilla domestica*).

A 5ʰ 45′, je lui a fait prendre deux grains et demi d'extrait d'opium. A 6ʰ, il trébuche en sautillant; les doigts sont raides et étendus. A 6ʰ 15′, il ne peut plus mouvoir les pattes pour fuir; il vole encore librement. La respiration est très-ralentie. On peut compter soixante-huit inspirations par minute, ce qu'on ne pouvait faire avant l'empoisonnement à cause de leur fréquence. A 6ʰ 30′, il peut encore voler. A 6ʰ 50′, il ne peut plus ni courir ni voler; sorte de stupeur; les paupières sont habituellement closes. L'oiseau est affaissé, et ne paraît pas sentir lorsqu'on le touche. Il est resté dans cet état jusqu'à 7ʰ 30′. A 7ʰ 30′, mouvemens convulsifs subits dans les pattes; les doigts se fléchissent avec raideur; vomissement d'une sérosité roussâtre abondante, exhalant l'odeur d'opium. A 7ʰ 45′, l'oiseau est étendu sur le ventre; les ailes sont tremblantes, les pattes contractées et ramenées sous le ventre. A 7ʰ 50′, accès tétanique ; la tête se renverse sur le dos, la queue se relève et s'étale ; les pattes se portent brusquement en arrière, en se détendant comme un ressort. Les accès sont devenus de plus en plus intenses ; la respiration se suspendait pendant leur durée. A 8ʰ, l'oiseau entr'ouvrait souvent le bec. Il est mort à 8ʰ 5′. — Il avait eu plusieurs excrétions alvines liquides pendant la durée des accès.

Quelques minutes après la mort, le corps était raide, la tête renversée sur le dos, la queue relevée et étalée ; les pattes étendues en arrière, les doigts contractés. L'ouverture n'a rien montré de remarquable qu'un engorgement veineux.

12 *mai*. J'ai donné à un autre moineau cinq grains d'extrait d'opium à 6ʰ. A 6ʰ 5′, il en a rejeté une partie délayée dans du mucus, et il est tombé à l'instant sur le côté. Il a été pris de convulsions, la tête s'est renversée sur le dos ; la queue s'est relevée et étalée ; les pattes se sont portées en arrière avec raideur ; les doigts se sont fléchis ; la respiration, d'abord rare et difficile, s'est suspendue, et l'oiseau est mort 10′ après avoir pris cette dose énorme d'opium.

Le corps était dans le même état que celui du précédent ; l'engorgement veineux n'était pas moins prononcé.

5ᵉ *expérience*. — Sur un merle presque adulte,

7

mais ne sachant pas encore manger seul (*turdus merula*).

A 7^h 15′, je lui donne quatre grains d'extrait d'opium. Il reste en repos jusqu'à 8^h. Je lui donne alors trois grains d'extrait d'opium. A 8^h 10′, vomissement de mucosités brunes poisseuses ; un peu d'agitation. A 8^h 25′, nouveaux efforts de vomissement ; l'oiseau commence à être pris de stupeur ; il ferme souvent les paupières, et laisse quelquefois tomber la partie antérieure du corps à terre. A 8^h 45′, stupeur très-prononcée. Il faut l'exciter fortement pour l'en faire sortir ; la respiration est lente. A 9^h 15′, il a quelques mouvemens convulsifs des pattes, avec contracture des doigts ; tremblement des ailes par momens. A midi, il est encore immobile sur ses pattes, dans la stupeur, les paupières fermées, laissant souvent tomber sa tête sur le plancher, et la relevant brusquement. Il semble ne rien entendre, et cependant un bruit subit, ou le contact le plus léger, déterminent des tremblemens, et quelquefois de petites secousses tétaniques. Cet état a persisté pendant long-temps ; l'oiseau a perdu ses forces de plus en plus ; il a eu pendant ce temps plusieurs excrétions alvines abondantes, très-fluides; il est mort à 3^h 30′, avec des accès convulsifs peu intenses.

L'ouverture a fait voir la substance cérébrale

d'une couleur gris-rosé uniforme; l'on ne pouvait distinguer les substances corticale et blanche; ce qui dépendait probablement de l'âge de l'oiseau. Les vaisseaux veineux étaient engorgés comme à l'ordinaire dans la poitrine et l'abdomen.

La muqueuse intestinale était médiocrement colorée en rose; les mucosités remplissaient le canal digestif comme dans les cas précédens.

§ IV.

Effets de l'opium sur les reptiles.

L'opium détermine, chez les reptiles, de l'agitation, des efforts convulsifs dans les muscles du thorax, comme si l'animal voulait vomir; de la raideur, des tremblemens, de petites secousses convulsives du tronc. Ces secousses sont encore de même nature que celles observées jusqu'ici, et se reproduisent dans les mêmes circonstances, c'est-à-dire par le choc, le contact, etc., sur les reptiles qui ont des membres (lézards); les postérieurs se portent en arrière avec raideur à chaque secousse, absolument comme chez tous les animaux étudiés jusqu'ici. Jamais, chez les reptiles, les convulsions ne sont assez fortes pour déterminer la mort pendant les accès; elles diminuent peu à peu, cessent presque complètement, et l'animal meurt dans un profond relâchement. La raideur cadavérique ne survient que fort tard. Nous n'avons donc ici qu'une forme d'empoisonnement correspondant à celle par sédation nerveuse ou par extinction de contractilité.

EXPÉRIENCES.

1re *expérience, 14 juin.* — Sur un lézard vert de la grosseur du pouce et très-vigoureux (*lacerta viridis*. Daud.). A 8^h 15′, je lui ai donné trois grains d'extrait d'opium. A 8^h 30′, il entr'ouvrait fréquemment la gueule, et contractait brusquement les muscles de la poitrine et de l'abdomen comme pour vomir. Il suintait une humeur roussâtre entre les rebords des mâchoires. A 8^h 35′, raideur extrême des membres, des postérieurs surtout ; soubresauts convulsifs quand on touche l'animal. A 8^h 40′, les convulsions continuent ; dans leur intervalle l'affaissement est très-prononcé. A 8^h 50′, il est couché sur le côté ; il a, par intervalles, des accès dans lesquels le tronc se raidit, la queue se relève ; les membres postérieurs sont tirés en arrière et appliqués contre le tronc. Dans les intervalles, prostration profonde. Les accès ont perdu peu à peu de leur intensité ; ils sont devenus de plus en plus rares ; la respiration a cessé complètement ; l'affaiblissement était extrême. A 9ʰ, il y avait encore de petites convulsions lorsqu'on touchait l'animal. Elles ont cessé complètement plus tard. A 9ʰ 25′, il était mort dans un grand affaissement. La raideur cadavérique ne s'est manifestée qu'une heure après la mort.

2ᵉ *expérience*, 18 *juin*. — Sur un orvet (*anguis fragilis*). A 6ʰ 5′, je lui donnai cinq grains d'extrait d'opium. A 6ʰ 20′, il est très-agité et se contourne dans tous les sens. A 6ʰ 50′, l'agitation ne se montre plus que par momens et est interrompue par des intervalles d'un repos absolu. A 7ʰ 30′, tremblement de la tête, lorsque l'orvet élève cette partie au-dessus du sol ; petits soubresauts convulsifs de temps en temps. Les convulsions n'ont pas augmenté, et elles ont perdu promptement de leur intensité. A 8ʰ 30′, elles étaient à peine apparentes lorsqu'on excitait l'animal ; il est mort à 8ʰ 50′, dans un état de flaccidité de tout le tronc, qui contrastait singulièrement avec la raideur extrême de ces animaux lorsqu'ils sont vivans.

L'ouverture n'a pas été faite ; la raideur cadavérique ne s'est manifestée que plus de deux heures après la mort.

3ᵉ *expérience*, 14 *juin*. — Sur une couleuvre à collier, renfermée depuis long-temps et peu vigoureuse (*coluber natrix*).

A 8ʰ 10′, je lui donne quatre grains d'extrait d'opium : aussitôt, agitation extrême, pendant deux ou trois minutes. Elle rentre ensuite dans son état habituel de repos. A 8ʰ 20′, elle est un peu agitée ; son corps forme de nombreux replis. A 8ʰ 50′, agitation extrême ; l'animal se dresse contre les parois du bocal et cherche à s'échapper ; léger tremblement de la tête et de la partie antérieure du tronc lorsqu'elle n'est plus appuyée sur le fond du vase. A 9ʰ, accès convulsifs lorsqu'on touche la couleuvre ou lorsqu'on ébranle le vase qui la renferme. A 9ʰ 5′, soubresauts spontanés, fréquens et forts. A 9ʰ 20′, affaiblissement très-grand ; plus de raideur, plus de secousses convulsives spontanées, mais petits accès, lorsqu'on les provoque, et visibles seulement aux deux extrémités. A 9ʰ 30′, le relâchement est si complet, que l'animal semble mort ; il est flexible comme une corde usée. Il est mort dans cet état à 9ʰ 45′.

L'ouverture n'a pas été faite ; raideur du cadavre une heure après la mort.

§ V.

Effets de l'opium sur les amphibiens.

Ils ont été observés sur les batraciens et les pseudo-sauriens.

Batraciens.

Peu de temps après avoir été avalé, l'opium détermine quelquefois, chez les grenouilles, le vomissement. Cet effet peut manquer dans beaucoup de cas. Les changemens les plus constans que l'on observe au début, sont ceux des phénomènes respiratoires. La déglutition de l'air ne se fait plus qu'irrégulièrement; elle se ralentit, se suspend même par momens. Quelquefois les narines font entendre un bruit de soupape, chaque fois que l'air est aspiré; les membres antérieurs se raidissent, se croisent avec force sous le thorax, ou se dirigent verticalement en bas. Les convulsions se déclarent. Comme chez tous les vertébrés déjà observés, elles ont lieu par accès, et existent surtout dans les membres postérieurs, qui s'étendent brusquement en arrière avec raideur. Ces mouvemens sont tout-à-fait semblables à ceux qu'exécutent les grenouilles dans l'état ordinaire pour nager. En même temps que les membres postérieurs se portent en arrière, les muscles de l'abdomen et du thorax se contractent et se relâchent rapidement à plusieurs reprises, comme pour faciliter l'entrée et la sortie de l'air, et son renouvellement dans les poumons. Bientôt les convulsions perdent de leur force et de leur fréquence; elles ne se montrent plus que lorsqu'on les provoque, par le choc, ou toute autre impression extérieure; les muscles s'affaiblissent de plus en plus; les mouvemens de la déglutition de l'air sont totalement supprimés; il ne reste plus que les signes d'une sédation nerveuse générale, et l'animal meurt dans cet état, après un temps variable.

Chez les crapauds, les effets sont exactement les mêmes; seulement, dès que l'animal commence à ressentir l'action de l'opium, il a recours à son moyen ordinaire de défense; c'est-à-dire, qu'il ballonne la peau du tronc.

Pseudo-sauriens.

Chez les salamandres, les vomissemens s'observent toujours après l'introduction de l'opium dans l'estomac; et l'on est obligé de réintroduire à plusieurs reprises le poison, avant qu'il soit gardé définitivement par la poche gastrique. Le plancher de la bouche ne tarde pas à se bomber en dessous; c'est-à-dire, que les muscles mylo - hyoïdiens, qui exécutent les mouvemens de déglutition de l'air, s'affaiblissent par suite de l'action de l'opium sur eux. Leurs mouvemens deviennent lents et rares; l'air n'est plus introduit dans les sacs pulmonaires en quantité suffisante. Peut - être la pesanteur spécifique de la salamandre en est - elle augmentée, et peut-être est - ce à cela qu'il faut attribuer la difficulté qu'éprouve l'animal d'arriver à la surface de l'eau, bien long-temps avant que les mouvemens musculaires soient notablement affaiblis. Plus tard, les muscles s'affaiblissent par l'effet sédatif de l'opium sur la fibre contractile, et alors la natation dans l'eau est impossible.

Les accès convulsifs se manifestent avec leurs caractères ordinaires; c'est-à-dire, qu'ils ont lieu par secouses; que les membres postérieurs se portent en arrière avec raideur; que la colonne vertébrale se raidit, et que la queue est relevée sur le dos. Peu à peu les convulsions diminuent, les forces s'épuisent, et la mort arrive toujours dans le collapsus, et jamais pendant l'intensité des accès convulsifs. Nous n'ajouterons rien à ce que nous avons dit à cet égard relativement aux reptiles.

L'ouverture des cadavres montre à peu près les mêmes altérations dans les deux ordres d'amphibiens.

Il est difficile de juger de l'état du cerveau et de celui de la moelle; ils paraissent sains.

On reconnaît facilement que les poumons sont affaissés, et plus ou moins complètement vides d'air; chez les grenouilles surtout, ce phénomène est très-évident; le tissu pulmonaire est souvent gorgé de sang, et coloré en brun pourpre. L'affaissement et l'engorgement des poumons sont d'autant plus prononcés, que la mort est arrivée plus lentement. Les sacs pulmonaires sont réduits à l'état de lobules comme parenchymateux, lorsque la mort n'arrive que le troisième ou le quatrième jour.

On trouve quelquefois dans l'estomac des mucosités brunes membraniformes; dans les intestins, un mucus trouble, liquide, un peu visqueux.

EXPÉRIENCES.

Batraciens.

1re *expérience.* — Sur une grosse grenouille commune femelle (*rana esculenta*).

12 *mai.* A 9^h 30′ du matin, je lui donne quatre grains d'extrait d'opium. A 10^h, les mouvemens de déglutition de l'air sont ralentis. A 10^h 45′, vomissement d'une petite partie d'opium et de mucosités membraniformes brunes. A 11^h, respiration très-difficile, quelquefois suspendue. Chaque fois que l'air entre dans les narines, leurs orifices font entendre un petit bruit sec, comme le claquement d'une soupape. A 11^h 25′, les membres antérieurs sont raides et placés sous le thorax ; accès convulsifs, dans lesquels les membres postérieurs se portent brusquement en arrière, comme si l'animal voulait nager, et restent dans cette position, en conservant de la

raideur. Au bout de peu de temps, la raideur des membres postérieurs a cessé; les convulsions ont continué à avoir lieu, mais en perdant de leur force et de leur fréquence. A 1ʰ après midi, les mouvemens de déglutition de l'air étaient faibles , irréguliers , souvent nuls ; le bruit de soupape avait cessé ; les secousses convulsives étaient faibles , et n'avaient lieu que lorsqu'on touchait la grenouille , ou lorsqu'on ébranlait le vase qui la renfermait. Les membres étaient dans un très-grand relâchement. L'animal est mort à 5ʰ, dans un affaissement complet.

L'ouverture a été faite 1ʰ après la mort; il n'y avait pas encore de raideur cadavérique. Les poumons étaient revenus sur eux-mêmes, n'occupant plus qu'un petit espace dans la région dorsale ; leur tissu était gorgé de sang et coloré en brun pourpre très-foncé. La partie supérieure du canal intestinal , depuis l'estomac jusqu'au milieu de l'intestin , à peu près , était colorée en rouge. Je n'ai vu aucune lésion dans le cerveau ni dans la moelle.

2ᵉ *expérience.* — Sur une très-grosse grenouille rousse (*rana temporaria*).

A 7ʰ 25′, je lui ai donné trois grains d'extrait d'opium. A 7ʰ 45′, petits soubresauts convulsifs dans les doigts des membres postérieurs. A 8ʰ, respiration difficile , comme convulsive. A 10ʰ, lorsqu'on touche la grenouille, elle se gonfle, et les membres antérieurs se raidissent spasmodiquement. A 11^h, je lui donne encore deux grains d'extrait d'opium. A 11^h 10′, après quelques efforts de vomissement, elle renverse en dehors son estomac, qui sort par la bouche. Une portion d'opium non dissoute tombe au dehors; on voit à découvert l'intérieur de l'estomac; il est tapissé par une couche brune membraniforme, qui se détache par lambeaux, et laisse la muqueuse gastrique à nu. Cette membrane est rouge, parsemée de vaisseaux encore plus fortement colorés qu'elle, ce qui permet de les distinguer. A 11^h 30′, convulsions dans lesquelles les membres postérieurs s'étendent en arrière avec raideur. Ils semblent excités par une décharge électrique, tant sont brusques leurs mouvemens d'extension. Respiration irrégulière, suspendue par momens, haletante pendant les accès. A 12^h 45′, la muqueuse gastrique est moins rouge qu'elle n'était; les convulsions ont perdu de leur force et de leur fréquence. A 2^h, il n'y a plus de convulsions, mais prostration complète; plus de respiration. La muqueuse de l'estomac est très-pâle. Mort à 2^h 30′, dans un très-grand affaissement.

La grenouille devant être conservée dans la liqueur, à cause de sa grande taille, l'ouverture n'en a pas été faite.

3e expérience. — Sur une grenouille verte de taille moyenne (*rana esculenta*).

A 8ʰ du matin , je lui donne un grain et demi d'extrait d'opium. A 9ʰ 5o′ , les narines font entendre un bruit de soupape à chaque introduction de l'air ; la respiration est ralentie , difficile , quelquefois suspendue. A 10ʰ , extensions brusques et convulsives des membres postérieurs. Les convulsions ont persisté pendant une heure , et sont allées ensuite en diminuant graduellement de fréquence et d'intensité ; dans les intervalles des convulsions, le relâchement est très-prononcé , la respiration complètement suspendue. Elle est haletante pendant les accès ; c'est-à-dire, que les muscles abdominaux se contractent rapidement. Mort dans l'affaissement à 12ʰ 3o′.

L'ouverture faite immédiatement a montré le cerveau et la moelle sains, au moins en apparence. Le cœur , les gros vaisseaux gorgés de sang ; les poumons presque avec leur volume ordinaire , et contenant encore de l'air ; leur tissu engorgé de sang et violacé.

4ᵉ expérience. — Sur une grenouille verte , mâle, de taille moyenne , renfermée depuis un mois environ dans un vase.

A 8ʰ du matin, je lui donne un grain d'extrait d'opium. Jusqu'à midi, il n'y a pas d'autre changement appréciable , qu'un ralentissement dans les mouvemens de déglutition de l'air. A midi, les membres antérieurs sont raides et contractés sous le thorax. A 1ʰ, secousses convulsives des membres postérieurs avec raideur. Respiration complètement suspendue par momens; plancher de la bouche bombé en dessous. A 3ʰ, les secousses convulsives ne se montrent que lorsqu'on fait du bruit, ou par le contact. Mouvemens de déglutition de l'air rares et quelquefois suspendus.

29 *avril*. Même état; convulsions dès que l'on excite la grenouille d'une manière quelconque; flaccidité extrême dans les intervalles.

30 *avril*. Même état; les mouvemens de déglutition de l'air ne se font plus; lorsqu'on excite l'animal, il est pris de convulsions, et en même temps il fait effort pour respirer. Ses muscles abdominaux agissent comme s'il était haletant. Cet état convulsif cesse au bout d'une minute, pour recommencer dès qu'un nouveau choc ou toute autre impression extérieure vient à agir sur l'animal.

1ᵉʳ *mai*. Même état; affaiblissement très-considérable.

2 *et* 3 *mai*. Les convulsions ont toujours lieu; la respiration offre toujours le caractère particulier que nous avons indiqué; l'amaigrissement est très-considérable. Mort dans la soirée du 3 mai,

cinq jours et demi après avoir pris l'opium,
dans un état d'affaiblissement extrême.

Ouverture faite environ 10^h après la mort.

Raideur générale très-grande, qui s'est manifestée environ deux heures après la mort. Les membres antérieurs sont toujours croisés sous le thorax,
les postérieurs fortement étendus en arrière.

Cerveau et moelle striés par des vaisseaux rouges, et peut-être un peu ramollis, le cerveau
surtout.

Les deux poumons revenus sur eux-mêmes,
présentant à peine un huitième de leur volume
ordinaire. Plus d'air dans les vésicules; la substance pulmonaire fortement engorgée offre un
aspect parenchymateux et une coloration brun-
pourpre foncé. Mesentère et surface péritonéale
colorés en rouge ; foie très-noir. Estomac et intestins remplis par beaucoup de mucosités jaunâtres.

5e *expérience.*—Sur un crapaud de Rœsel (*bufo
Rœselii*). A 12^h 10′, je lui ai fait avaler un grain
d'extrait d'opium. A 12^h 20′, la peau qui recouvre le corps est ballonnée. A 1^h 15′, petits
mouvemens convulsifs des membres postérieurs.
A 1^h 40′, convulsions dans lesquelles les membres postérieurs se portent brusquement en arrière comme si le crapaud voulait nager. Les
membres antérieurs sont fortement appliqués

sous le thorax ; la peau est toujours ballonnée ; la respiration est irrégulière , souvent interrompue. Depuis cet instant, les convulsions ont perdu de leur intensité ; la peau est restée ballonnée ; les membres sont devenus flasques et souples dans les intervalles des accès convulsifs ; et le crapaud est mort dans un relâchement complet, à 7ʰ 35′ du soir.

L'ouverture n'a pas été faite.

Pseudo-sauriens.

6ᵉ *expérience.* — Sur une grosse salamandre brune mâle (*salamandra cristata*).

17 *mai.* A 8ʰ 45′, je lui fais avaler trois grains d'extrait d'opium ; elle les rejette peu d'instans après. Introduit de nouveau, l'opium a encore été vomi deux fois dans l'espace de quelques minutes. Enfin, à la troisième fois, l'animal était déjà affaibli ; les masséters ne résistaient plus autant à l'écartement des mâchoires. A 9ʰ 5′, plancher de la bouche bombé en dessous ; mouvemens de déglutition de l'air suspendus. A 9ʰ 10′, membres écartés , ne servant plus à la locomotion ; l'animal se meut, en rampant sur le ventre, au fond du vase. A 9ʰ 20′, bouche toujours bombée en dessous , déglutition de l'air toujours suspendue. A 9ʰ 40′, la salamandre n'arrive à la surface de l'eau que par de grands efforts de natation.

Elle est presque constamment au fond du bocal. A 10ʰ 30′, les efforts des muscles du tronc ne peuvent plus l'emporter sur la pesanteur du corps, et l'animal ne peut plus s'élever dans l'eau. A 11ʰ 15′, petits soubresauts du tronc si on touche l'animal. A 11ʰ 30′, les membres sont raides, et se portent convulsivement en arrière chaque fois qu'un accès a lieu. A 11 50′, la colonne vertébrale forme une concavité en haut; la queue est relevée fortement dans chaque accès convulsif, en même temps que les membres se raidissent et se portent en arrière. Les convulsions diminuent d'intensité depuis cet instant ; la salamandre s'affaiblit rapidement. A 1ʰ 15′, relâchement complet du système musculaire. Mort à 2ʰ dans cet état.

L'ouverture du cadavre , faite peu d'instans après, a montré des mucosités brunes et membraniformes dans l'œsophage ; les sucs pulmonaires affaissés ne contenant plus d'air. Leur substance n'était ni engorgée , ni colorée par le sang.

Il n'y avait pas de raideur cadavérique.

7ᵉ *expérience.*— Sur une salamandre mâle à pieds palmés (*salamandra palmata*).

15 *mai.* A 10ʰ 45′ , je lui donne trois quarts de grain d'extrait d'opium. Elle le vomit plusieurs fois dans l'espace de quelques minutes, et je le réintroduis chaque fois. A 12ʰ, plancher de la

bouche convexe en dessous, n'exécutant plus de mouvemens. A 12ʰ 15′, la tête se relève quelquefois vers le dos ; l'animal rampe sur le ventre au fond du vase, et ne vient que difficilement à la surface. A 12ʰ 30′, soubresauts de la colonne vertébrale, qui est concave en dessus ; les membres sont tirés en arrière et appliqués contre le tronc. Plancher de la bouche toujours immobile. A 12ʰ 40′, les secousses sont plus fortes que jamais ; depuis cet instant les convulsions ont perdu de leur intensité rapidement. A 1ʰ, l'animal est dans un état de faiblesse très-prononcé. A 10ʰ du soir, il remuait encore un peu les membres lorsqu'on le touchait ; il ne donnait pas d'autre signe de vie. Il était mort le lendemain, 16 mai, à 6ʰ du matin, et raide.

L'ouverture faite à cette heure-là n'a montré d'autre lésion qu'un affaissement des sacs pulmonaires, qui n'étaient point revenus sur eux-mêmes.

8ᵉ expérience. — Sur une salamandre à pieds palmés mâle.

25 avril. A 11ʰ du matin, je l'ai plongée dans une solution de quatre grains d'extrait d'opium dans trois onces d'eau commune. Elle s'est d'abord débattue vivement ; bientôt les mouvemens se sont ralentis ; à 11ʰ 15′, les pieds de derrière s'appliquent convulsivement contre le corps. A 11ʰ 20′,

efforts de vomissement et sortie d'un peu de mucosités par la bouche. A 11ʰ 3o', mouvemens de
déglutition de l'air très-rares ; plancher de la
bouche bombé en dessous; quelques mouvemens
convulsifs du tronc et des membres. A 11ʰ 45',
mort dans un grand relâchement.

Ouverte immédiatement, elle n'a présenté aucune altération appréciable. Les poumons contenaient encore de l'air dans leurs cellules.

APPENDICE AU § V.

Les amphibiens étant de tous les animaux
vertébrés ceux sur lesquels la destruction du
cerveau, celle de la moelle vertébrale, ou des
grands viscères, entraîne le moins promptement la
mort ; ceux sur lesquels des parties musculaires
isolées du tronc, comme un membre, le cœur,
etc., conservent le plus long-temps leur contractilité ; c'est eux que j'ai choisis pour sujets de
quelques expériences que je ne crois pas inutile
de rapporter. Elles ont été faites sur des grenouilles et des salamandres. Je citerai préférablement
celles faites sur ce dernier genre, parce que j'ai pu
me procurer plus facilement un certain nombre
d'individus dans des circonstances autant que
possible identiques.

EXPÉRIENCES.

1re *expérience*. — Sur deux salamandres palmipèdes mâles.

20 *mai*. — N° 1. A 8^h 10′, je lui ai donné un grain d'extrait d'opium ; il y a eu, comme à l'ordinaire, vomissement, agitation, ralentissement de la respiration. Une heure après avoir avalé l'opium, la salamandre a présenté des convulsions qui avaient leurs caractères ordinaires. A 9^h 20′, les forces étant encore très-grandes, et l'animal flottant librement dans l'eau, j'ai séparé la tête d'avec le tronc. Les convulsions ont continué à revenir par accès dans le tronc, comme à l'ordinaire. Les mâchoires s'ouvraient largement de temps en temps, comme pour avaler ou pour vomir. A 9^h 45′, les muscles de la tête exécutaient encore quelques mouvemens, si on les excitait ; le tronc avait toujours des secousses tétaniques, comme dans l'empoisonnement simple ; les membres postérieurs se portaient en arrière avec raideur ; la queue se relevait sur le dos. A 10^h, la queue était encore relevée, les convulsions ne revenaient que lorsqu'on les provoquait, en agissant sur le tronc, par le choc ou le contact. A 10^h 15′, la tête était morte, le tronc et les membres postérieurs avaient encore des convulsions lorsqu'on les provoquait. Les mouvemens

se sont affaiblis de plus en plus. A midi 45', ils étaient presque nuls. A 1ʰ, la mort paraissait complète.

Nº 2. Voulant avoir un terme de comparaison avec l'observation précédente, j'ai coupé la tête à l'autre salamandre, sans lui donner de l'opium. La tête a cessé de se mouvoir dès cet instant ; les muscles du tronc se contractaient lorsqu'on touchait le corps avec un stylet mousse ; les membres et la queue étaient aussi mobiles ; mais tous ces mouvemens étaient bien différens de ceux observés sur le nº 1, en ce qu'ils étaient lents, réguliers et moins faciles à produire que les accès convulsifs. Ces mouvemens se sont affaiblis peu à peu. A 2ʰ, ils étaient presque nuls. A 2ʰ 45', la mort était complète.

2ᵉ *expérience.* — Sur trois salamandres abdominales (*salamandra abdominalis*).

Nº 1. J'ai enlevé le cerveau, et détruit la moelle, en poussant d'avant en arrière dans le canal vertébral une épingle longue et déliée. A mesure qu'elle pénétrait dans le canal, on voyait les muscles des membres antérieurs, ceux des côtes, et enfin ceux des membres postérieurs, entrer successivement en convulsions, et immédiatement après en paralysie ; de sorte que les membres antérieurs ne pouvaient déjà plus se mouvoir, lorsque ceux de derrière entraient seu-

lement en convulsions. Les muscles dorsaux supérieurs éprouvaient les mêmes effets : on voyait
la colonne vertébrale, d'abord raide et concave
en dessus, présenter ensuite un relâchement
complet. Lorsque la pointe de l'épingle arrivait
au niveau des membres postérieurs, ils entraient
en convulsions comme nous venons de le dire,
et la queue se relevait sur le dos. Si je poussais
l'épingle au-delà de la vertèbre sacrée, ces mêmes
parties étaient paralysées à l'instant.

Le canal des vertèbres caudales étant trop étroit
pour admettre l'épingle, l'extrémité de la queue
ne pouvait jamais être paralysée. La mort arrivait
dans les premières heures qui suivaient la destruction de la moelle vertébrale. Je la regardais
comme certaine lorsqu'un stylet mousse, pro-
mené sur l'extrémité caudale, restée pourvue de
moelle, ne pouvait plus faire mouvoir cette partie.

N° 2. J'ai donné à l'autre salamandre un grain
d'extrait d'opium, et j'ai immédiatement détruit
le cerveau et la moelle. J'ai eu des résultats tellement semblables à ceux que je viens de rapporter, que je n'ai rien à y ajouter. L'action de l'opium
n'a pas été sensible ; il n'y a eu ni vomissemens,
ni convulsions ; la mort est arrivée à peu près à
la même époque que chez le n° 1.

N° 3. La troisième salamandre a avalé un grain
d'extrait d'opium, à 9ʰ du matin. Les phénomènes

ordinaires de l'empoisonnement se sont développés successivement. A 10ʰ 15′, les convulsions
étaient très-prononcées. La salamandre nageait
encore vigoureusement ; j'ai détruit le cerveau ;
les secousses tétaniques ont continué, comme à
l'ordinaire, dans le tronc. A 10ʰ 25′, j'ai poussé
dans le canal vertébral une longue épingle, et à
l'instant, tout mouvement a cessé jusqu'au milieu
de la colonne vertébrale, point où l'épingle s'était
arrêtée. A 10ʰ 30′, j'ai enfoncé l'épingle jusqu'à la
vertèbre sacrée ; les convulsions des membres
postérieurs qui avaient persisté ont été suspendues à l'instant. La queue a continué à se mouvoir convulsivement et à ressauter, lorsqu'on
l'excitait en la touchant avec un stylet mousse,
ou lorsqu'on ébranlait le vase dans lequel était
l'animal.

3ᵉ *expérience.* — Plusieurs fois j'ai coupé le
membre antérieur ou le membre postérieur
d'une grenouille ou d'une salamandre, empoi-
sonnée par l'opium, au moment où les convulsions étaient très-intenses. A l'instant, les mouvemens du membre séparé cessaient d'avoir lieu.
Si on le piquait, ou si on touchait le bout sai-
gnant du tronçon, on déterminait dans les doigts
des mouvemens faibles et lents, nullement convulsifs, comme ceux des doigts restés en commu-
nication avec la moelle. Ces mouvemens étaient

même plus faibles que ceux d'un membre isolé, pris sur un animal qui n'avait pas avalé d'opium; ils cessaient aussi plus promptement.

4ᵉ expérience. — Sur quatre salamandres palmipèdes mâles, qui avaient été prises le même jour, et paraissaient dans des conditions semblables de force et de vigueur.

N° 1. Je lui ai enlevé la tête, et la plus grande partie du tronc, de manière à ne conserver que la portion de thorax comprise entre les omoplates. Il me restait ainsi le cœur et l'origine des gros vaisseaux. La portion de thorax conservée a été placée sur la région dorsale ; j'ai ouvert les tégumens sur la ligne médiane inférieure, incisé le péricarde, et j'ai pu voir les mouvemens du cœur mis à nu et bien intact.

A 7ʰ 20′, le cœur ainsi préparé a été placé dans de l'eau commune. Il a continué à battre ; mais la force et l'étendue des mouvemens ont diminué progressivement. A 7ʰ 28′, la diminution était très-sensible. A 7ʰ 39′, les mouvemens ne pouvaient plus être aperçus ; ils avaient cessé 19′ après que le cœur avait été mis à découvert.

N° 2. Le cœur, préparé de la même manière que le précédent, a été plongé, à 8ʰ 33′, dans une solution de deux grains d'extrait d'opium pour une once d'eau commune. Il n'a présenté dans le mode et la durée de ses mouvemens aucune différence notable d'avec ce que nous avons vu sur le n° 1. Tout mouvement avait cessé à 8ʰ 51′, c'est-à-dire après 18′ d'immersion.

N° 3. Le cœur, préparé de la manière déjà indiquée, a été mis dans une solution de deux grains d'extrait de gentiane pour une once d'eau commune. Ses mouvemens ont continué pendant 21′; l'immersion avait eu lieu à 7ʰ 55′; le cœur avait cessé ses mouvemens à 8ʰ 16′.

N° 4. A 8ʰ 20′, j'avais introduit dans l'estomac de la quatrième salamandre un grain d'extrait d'opium. Le poison produisit ses effets ordinaires, le vomissement, l'agitation, etc. A 9ʰ 30′, les accès convulsifs commençaient à se montrer; les forces étaient encore très-grandes, et la natation était facile. A 9ʰ 40′, j'ai préparé le cœur comme chez les animaux précédens, et je l'ai plongé dans de l'eau commune. Ses mouvemens différaient notablement de ceux des salamandres observées précédemment; c'étaient des oscillations vermiculaires, plutôt qu'un mouvement régulier de systole et de diastole. Les contractions étaient faibles et peu étendues. Elles avaient cessé complètement à 9ʰ 51′, onze minutes après l'immersion dans l'eau.

J'ai répété plusieurs fois ces diverses expériences; j'ai remplacé l'extrait de gentiane par celui de chicorée, de saponaire, de bourrache, et toujours j'ai eu des résultats très-rapprochés lorsque j'ai pu me procurer des animaux dans des conditions de taille, de vigueur, etc., à peu près les mêmes. Les légères différences que j'ai souvent trouvées peuvent être attribuées à autre chose qu'à la nature des liquides dans lesquels se faisaient les expériences ; car ce n'était pas toujours, comme dans l'expérience rapportée ci-dessus, par exemple, le cœur, plongé dans la solution d'opium, qui cessait le premier ses contractions.

On peut, je crois, tirer des expériences précédentes les conclusions suivantes, qui sont le simple énoncé des faits observés.

1°. Si on coupe la tête, ou si on détruit le cerveau d'un amphibien empoisonné par l'opium, les convulsions que le médicament détermine continuent après l'amputation, et conservent tous leurs caractères ; ce qui prouve que l'action stimulante de l'opium s'exerce non-seulement sur le cerveau, mais encore sur la moelle.

2°. Si on détruit une portion de la moelle chez l'animal empoisonné, les convulsions cessent dans les muscles qui recevaient leurs nerfs de la portion de moelle détruite, et continuent dans les muscles animés par la portion de moelle restée intacte.

3°. Si on détruit la totalité de la moelle d'un animal empoisonné par l'opium, on a une paralysie complète ; mais on ne peut pas tirer beau-coup d'inductions de ce fait ; car on a des résultats tout-à-fait identiques en détruisant la moelle et le cerveau sur un animal qui n'a pas été empoi-sonné. Le délabrement occasioné par une sem-blable expérience explique ce résultat.

4°. Les parties musculaires d'un animal empoi-sonné depuis un certain temps, soustraites, par l'amputation, à l'action du centre cérébro-rachi-dien, ne jouissent plus de la faculté d'entrer en convulsions, et l'excitation portée sur ces parties n'y détermine plus que des contractions faibles et régulières.

5°. Les muscles enlevés à un animal, empoi-sonné par l'opium depuis quelque temps, se con-tractent moins long-temps et avec moins de force que les mêmes organes pris sur un animal qui n'a pas été empoisonné.

6°. On peut conclure, avec Nysten (*Bullet. de la Soc. Philom. t.* 1), que « le cœur, isolé des « autres parties pendant la vie d'un animal, et « plongé dans une forte dissolution aqueuse d'o-« pium, continue à s'y contracter pendant très-« long-temps ; les assertions émises à cet égard « par plusieurs physiologistes sont erronées. »

7°. Nous conclurons encore, avec le même observateur, que l'opium, donné à l'intérieur, produit toujours une faiblesse musculaire ; mais nous ne dirons pas, avec lui, que c'est en agissant sur le cerveau, et non sur la contractilité. Les expériences précédentes démontrent, je crois, que, sur le cerveau, l'opium agit comme irritant; que c'est par son intermédiaire, et par celui de la moelle, qu'il détermine les convulsions dans les muscles; et que le cœur, ou tout autre muscle, imprégné d'opium par l'empoisonnement suffisamment prolongé, cesse promptement ses contractions, pourvu que le cerveau ou la moelle ne puissent plus lui transmettre leur irritation.

N'est-il pas permis de croire, d'après cela, que, si l'on pouvait conserver dans une solution opiacée un cœur vivant pendant un temps assez long, l'opium pourrait exercer sur lui son action sédative, comme on le voit par l'empoisonnement à l'intérieur?

En d'autres termes, le cœur, mis dans une solution d'opium, meurt avant que l'action sédative ait pu se manifester.

§ VI.

Effets de l'opium sur les poissons.

L'opium détermine, chez ces animaux, des vomissemens de mucosités et des matières qui peuvent être contenues dans l'estomac; l'agitation, le ralentissement dans les mouvemens de l'appareil branchial. L'animal gagne la partie supérieure du liquide, et vient y puiser de l'air atmosphérique qu'il rejette par les ouïes sous la forme de bulles. Plus tard, il perd ses forces, nage sur le côté, tombe au fond de l'eau; la respiration est complètement suspendue; il se déclare de la raideur dans les muscles, des mouvemens convulsifs dans le tronc et les nageoires. On peut reproduire à volonté les accès, par le choc ou le contact. Les convulsions perdent bientôt de leur force et de leur fréquence; elles peuvent même cesser complètement; l'affaiblissement est extrême, et le poisson meurt dans le relâchement. D'autres fois, la raideur musculaire persiste, quoique les convulsions aient cessé, et la mort arrive au milieu d'un état très-prononcé de rigidité. Jamais elle n'est le résultat de la violence des accès.

Je n'ai jamais trouvé dans les cadavres des poissons empoisonnés, d'autre lésion qu'une grande quantité de mucosités dans le conduit intestinal; encore je n'oserais affirmer que c'est un effet produit par l'opium, car on trouve presque toujours des mucosités dans le tube digestif des poissons, quelle qu'ait été la cause de la mort.

EXPÉRIENCES.

1re *expérience.* — Sur une anguille (*muræna*

anguilla) de dix-huit à vingt pouces de longueur, faisant quarante-cinq mouvemens des opercules par minute, et dont les nageoires pectorales oscillaient continuellement.

6 mai. A 1ʰ 3o′, je lui donne trois grains d'extrait d'opium ; vomissement quelques minutes après ; je réintroduis le bol. A 2ʰ, quarante mouvemens des branchies par minute. A 3ʰ 3o′, les nageoires n'oscillent plus ; vomissement de mucosités brunes, membraniformes, et d'une larve de grande libellule à demi digérée. A 4ʰ 15′, agitation ; efforts pour sortir du vase ; soubresauts convulsifs spontanés, qu'on peut reproduire en ébranlant le vase ou le plancher sur lequel il est posé. Vingt-sept mouvemens des opercules. A 4ʰ 45′, même état ; vingt-trois mouvemens des opercules. Depuis cet instant, les forces sont revenues peu à peu. A 6ʰ 3o′, les nageoires recommençaient à osciller, il n'y avait plus de convulsions ; trente mouvemens des branchies par minute.

Le 7. L'anguille était placée habituellement sur le dos, faisant trente-cinq ou trente-six mouvemens des branchies, se retournant sur le ventre dès qu'on la touchait, ou qu'on l'excitait de quelque manière.

2ᵉ expérience. — Sur la même anguille.

8 mai. Même état que le jour précédent ; l'anguille était évidemment plus faible qu'avant le premier empoisonnement.

A 5ʰ 45′ du matin, six grains d'extrait d'opium. Rejetés peu de minutes après, ils sont réintroduits. A 8ʰ 55′, rejet de mucosités brunes membraniformes, par la gueule et les ouvertures branchiales. A 10ʰ, vingt-cinq mouvemens des branchies, nageoires n'oscillant plus; soubresauts tétaniques, si on ébranle le vase ou le sol. A 10ʰ 30′, agitation extrême, soubresauts fréquens, raideur du tronc, tête renversée sur le dos; la gueule entr'ouverte, placée hors de l'eau, comme si l'anguille voulait respirer l'air en nature; mouvemens des branchies faibles et irréguliers, suspendus par momens; il y en a de huit à douze par minutes. A 10ʰ 40′, corps fléchi à droite avec raideur. Tête toujours renversée sur le dos; nageoires immobiles, dirigées en arrière et appliquées contre le tronc. Plus de convulsions, ni de mouvemens des branchies. A 10ʰ 50′, l'anguille est toujours dans le même état, et ne donne d'autre signe de vie qu'un léger mouvement des nageoires si on la touche avec un corps aigu. Cet état s'est prolongé pendant une heure. Morte à midi, la tête relevée vers le dos; la bouche entr'ouverte; le tronc raide et courbé à droite, en demi-cercle.

La cavité intestinale contenait des mucosités

abondantes ; la membrane muqueuse était colorée en rouge.

3ᵉ expérience. — Sur une dorade (*cyprinus auratus*) de quatre pouces de longueur.

Chez les cyprius, la disposition des os du pharynx, qui sont armés de dents, ne me permettait
pas d'introduire l'opium jusque dans l'estomac,
et j'étais obligé de porter le bol d'opium sur les
dents pharyngiennes. Il s'y dissolvait peu à peu ;
une portion était avalée, une autre était rejetée par
les ouïes : aussi, il a toujours fallu à ces poissons
des doses d'opium considérables pour amener la
mort.

12 mai. A 7ʰ 20′, je place huit grains d'extrait
d'opium dans les dents pharyngiennes. Pendant
quelques minutes, rejet de mucosités membraniformes par la bouche et les ouïes. A 7ʰ 30′, la
respiration se fait à la surface de l'eau ; le poisson
avale beaucoup d'air, qu'il rejette par les ouïes,
et qui sort en bulles au travers de l'eau ; mouvemens des branchies faibles et irréguliers ; coloration de l'eau en jaune. Je donne encore trois
grains d'extrait à l'animal. A 7ʰ 50′, il est au fond
du vase, placé sur le côté, respirant à peine,
très-agité par momens. A 8ʰ 15′, secousses convulsives du tronc et des nageoires pectorales. A
9ʰ 15′, les convulsions ont cessé presque complètement ; elles ne se reproduisent que lorsqu'on

excite l'animal ; il est presque sans mouvement au fond du vase. A 9ʰ 45′, mort dans le relâchement.

L'ouverture a fait voir l'œsophage plein d'opium en dissolution épaisse ; des mucosités grisâtres demi - liquides dans tout le conduit intestinal.

4ᵉ expérience.—Sur une tanche (*cyprinus tinca*) de cinq pouces de longueur environ.

15 *mai.* A 5ʰ 50′ du matin, je place huit grains d'extrait d'opium entre les dents pharyngiennes. A 6ʰ 10′, agitation ; le poisson vient respirer à la surface de l'eau, et rend beaucoup de bulles d'air par les ouïes. L'eau est colorée en jaune verdâtre par l'opium qui s'y dissout. A 6ʰ 15′, je place encore six grains d'extrait d'opium dans le fond du pharynx. Jusqu'à 6ʰ 35′, il continue de venir respirer à la surface, et de rendre beaucoup de bulles d'air. A 7ʰ, le poisson est faible, nageant sur le côté au fond du bocal ; il a des secousses convulsives du tronc chaque fois qu'on ébranle la table sur laquelle il est placé, et en même temps les nageoires pectorales se portent brusquement en arrière, et s'appliquent contre le tronc. A 7ʰ 15′, convulsions spontanées très-fortes du tronc. A 7ʰ 30′, elles sont plus faibles, et le poisson respire à peine ; il nage toujours sur le côté au fond du vase. A 8ʰ ; il ne donne presque

plus de signe de vie. Mort à 8ʰ 3o′, dans un profond relâchement.

L'ouverture du cadavre n'a montré que des mucosités épaisses et abondantes dans le tube digestif.

5ᵉ *expérience.*—Sur une loche d'étang (*cobitis fossilis*). Je lui donne, à 9ʰ du matin, un grain d'extrait d'opium, qu'elle vomit plusieurs fois en quelques minutes. A 9ʰ 15′, agitation, mouvemens des branchies ralentis. A 9ʰ 45′, respiration suspendue ; contractions brusques, ou plutôt petits soubresauts convulsifs de temps en temps. Cet état s'est prolongé pendant 1ʰ 15′ ; les convulsions sont devenues de plus en plus rares, et ont enfin cessé tout-à-fait. Mort à 11ʰ 15′, dans le relâchement.

J'ai encore empoisonné, avec des résultats semblables, des loches franches (*cobitis barbatula*), soit avec l'opium à l'intérieur, soit par immersion dans une légère solution opiacée.

L'opium, à l'intérieur, produit aussi les mêmes effets sur l'épinoche (*gasterosteus aculeatus*).

§ VII.

Effets de l'opium sur les animaux sans vertèbres.

L'action de l'opium étant la même sur tous les invertébrés, et n'offrant que des nuances peu importantes, on peut la décrire d'une manière générale pour les nombreuses classes qui appartiennent à cette division des animaux.

Ce que nous avons dit de la manière d'agir de l'opium sur les animaux vertébrés pourrait presque nous faire connaître *à priori* son action sur les animaux sans vertèbres.

En effet, nous avons vu que, sur les premiers, l'opium détermine au moins deux et quelquefois trois ordres de symptômes ; les uns, de congestion encéphalique : on ne les retrouve que dans les espèces les plus supérieures ; d'autres, de stimulation cérébro-rachidienne : ce sont les spasmes, les convulsions, etc. ; d'autres enfin, de sédation, soit que l'opium agisse sur les cordons nerveux, soit qu'il agisse sur la fibre contractile elle-même.

Mais les animaux invertébrés étant dépourvus d'un appareil nerveux central , ou bien cet appareil, lorsqu'il existe , étant trop peu développé pour exercer sur tout l'individu l'influence qu'exercent le cerveau et la moelle chez les vertébrés ; il est évident que les phénomènes de congestion cérébrale , que ceux de surexcitation cérébro-rachidienne devront manquer complètement dans ce groupe : il ne devra rester que les effets de sédation sur le tissu contractile ; c'est, en effet, ce qui a lieu. Dans quel type , dans quelle classe des invertébrés que nous prenions des exemples, nous ne verrons jamais l'opium exercer d'autre action que celle de sédation chez ces animaux. La nature nous fournit, par eux, le moyen de faire les expériences que j'avais tentées sur les amphibiens, lorsque, voulant soumettre la fibre contractile seule à l'action de l'opium, je détruisais le cerveau et la moelle, ou j'enlevais le cœur ou toute autre portion musculaire, pour les plonger dans des solutions opiacées. Et ici nous n'aurons à craindre aucune complication, puisque les parties seront intactes.

Il ne faut pourtant pas croire que l'action de l'opium soit toujours la même sur les invertébrés; nous allons trouver quelques différences en rapport avec les différences d'organisation.

1°. *Animaux articulés extérieurement.*

Je n'examine ici l'action de l'opium que sur l'insecte parfait; son action sur les larves sera étudiée en même temps que sur les lombrics, les sangsues; et nous verrons qu'on peut les rapprocher, sous ce rapport, comme sous celui de l'organisation.

Si l'on plonge dans une solution aqueuse d'opium un insecte articulé hexapode ou décapode, recouvert d'un test corné ou calcaire, et pouvant vivre dans l'eau, il n'y a pas d'action exercée par la solution d'opium. Mais si l'enveloppe de l'animal est molle, perméable aux fluides, si la respiration se fait par des branchies, l'absorption pourra avoir lieu, et on aura les effets sédatifs que nous avons dit être constans chez les invertébrés. Mais avant que l'affaiblissement soit appréciable, l'animal, en éprouvant l'impression du liquide sur son enveloppe, fera quelques efforts pour s'y soustraire; il y aura un peu d'agitation. Bientôt les mouvemens perdront de leur force et de leur fréquence; la faiblesse ira en augmentant; les contractions du cœur diminueront de force et d'étendue; si la respiration se fait par des branchies mobiles, ces organes ralentiront aussi leur mouvement, et le suspendront enfin tout-à-fait.

EXPÉRIENCES.

1re *expérience.* — On a plongé dans une solution aqueuse d'opium un dytisque (*dytiscus marginalis*); il était aussi vigoureux après plusieurs jours d'immersion qu'avant l'expérience.

J'ai eu les mêmes résultats sur une écrevisse, après un séjour de 48[h] dans une solution d'opium.

2e *expérience.* — Sur une cypris (*cypris communis*).

J'ai placé le petit animal dans une goutte de solution légère d'opium; il s'est d'abord vivement agité comme pour fuir. Observé au microscope, on a pu voir successivement les contractions du cœur perdre de leur force et de leur étendue sans diminuer en nombre ; les branchies se mouvoir moins rapidement; le courant d'eau que l'animal introduisait sans cesse entre les valves de son test perdre de sa rapidité. Au bout d'une heure d'immersion environ, la mort était presque complète. Ayant cessé un instant d'observer l'animal, qui était placé au soleil, le liquide s'est évaporé, et il est mort peut-être par dessiccation.

J'ai répété plusieurs fois cette expérience avec une forte loupe, et j'ai toujours pu voir les mouvemens s'affaiblir, les branchies perdre de leur activité, et la mort arriver entre la première et la deuxième heure.

2°. *Larves d'insectes, et animaux articulés apodes.*

L'opium ne pouvant être introduit dans ces animaux que par l'enveloppe extérieure, je ne parlerai que des espèces qui vivent habituellement dans l'eau, comme les sangsues, ou de celles qui peuvent y séjourner assez long-temps pour succomber par l'action de l'opium seulement, et non par la submersion ; tels sont les lombrics.

Les larves de lépidoptères, et celles en général qui ne peuvent pas vivre dans l'eau, meurent trop rapidement, pour que nous puissions regarder la mort comme produite par l'opium seul ; nous en donnerons une observation pour comparaison.

A peine une sangsue, un lombric, ou quelqu'un de ces animaux à peau molle et absorbante, est-il plongé dans une solution aqueuse d'extrait d'opium, et sent-il le contact du poison, qu'il entre dans une grande agitation, exécutant des mouvemens de torsion dans tous les sens, et faisant des efforts continuels pour sortir de la liqueur. Ces mouvemens se ralentissent bientôt ; les forces diminuent rapidement ; si son organisation le lui permet, l'animal laisse suinter par toute sa superficie une grande quantité de mucus, pour se défendre de l'action du poison.

Les mouvemens ne tardent pas à devenir totalement impossibles ; les tissus n'étant plus soutenus par la fibre contractile, s'affaissent ; le corps semble tomber en déliquium. L'orifice buccal et celui de l'anus deviennent béants par le relâchement de leurs sphincters. On peut y introduire un stylet mousse sans qu'ils se ferment. Souvent, chez les sangsues, il y a un boursouflement de la muqueuse intestinale, qui fait hernie par l'anus, c'est une véritable chute de rectum ; je n'ai jamais observé cet effet sur les lombrics. Si on vient à exciter l'animal, lorsqu'il est dans le relâchement, en piquant un point de sa superficie, à l'instant il s'y forme un étranglement par la contraction des fibres circulaires, irritées, qui agissent seules ; elles font comme une ligature en ce point.

Si l'excitation est très-vive, et si on multiplie les points d'excitation, on a une série d'étranglemens séparés par des renflemens mous et sans consistance. Enfin, si on exerce une vive stimulation sur toute la périphérie, l'animal pourra revenir sur lui-même, comme il l'aurait fait avant l'empoisonnement; mais il retombe à l'instant dans sa flaccidité habituelle. Les mêmes phénomènes persistent jusqu'à la mort, qui arrive du premier au quatrième ou cinquième jour, suivant le degré de concentration de la solution. Le cadavre est dans un si grand état de mollesse qu'il semble putréfié et à demi liquide.

EXPÉRIENCES.

1re *expérience.* — J'ai mis dans une légère solution d'extrait d'opium une chenille de l'ortie (*papilio io*).

Elle a fait quelques efforts pour sortir du liquide. Elle s'est affaiblie rapidement, et est morte au bout d'une heure et demie environ dans le re-lâchement.

D'autres espèces de chenilles, soumises à la même expérience, ont présenté des résultats sem-blables.

2ᵉ *expérience.*—Sur un animal très-voisin du rotifère de Spallanzani; je veux parler d'une larve microscopique qui se trouve communément dans le sable des gouttières, et qui se rapproche beau-coup, par son organisation, des larves de diptères. M. de Blainville, à qui sont dues ces observa-tions, la classe parmi les insectes articulés, sans décider d'ailleurs si elle reste toujours à l'état de larve, ou si elle arrive à un développement plus complet.

On a placé une goutte de solution d'opium sur plusieurs de ces larves; leurs mouvemens ont été d'abord accélérés; elles s'agitaient beaucoup; au bout de quelques secondes, il y avait un affai-blissement notable, et au bout d'une minute, la mort était complète.

3ᵉ *expérience.*—Sur quatre lombrics de même taille (*lumbricus terrestris*).

Nº 1. A 7ʰ 45′ du matin, il a été plongé dans une solution de six grains d'extrait d'opium pour trois onces d'eau commune; aussitôt, agitation, torsion dans tous les sens, il se dresse contre les parois du bocal pour en sortir. Cette agitation diminue peu à peu. A 8ʰ, il est presque sans mouvement au fond du vase; il sécrète une mucosité abondante par toute sa surface. A 8ʰ 3o′, le corps est aplati, immobile. Si on le touche avec une aiguille, il se forme un étranglement sur le point touché, par la contraction des fibres circulaires. Si l'on touche plusieurs points, il se forme des étranglemens de distance en distance, séparés par des renflemens mous; une sorte de chapelet. Ces étranglemens étaient quelquefois spontanés. A 8ʰ 45, plusieurs portions du lombric sont comme mortes; d'autres sont encore susceptibles de contraction lorsqu'on les touche; je peux introduire un stylet dans l'orifice de la bouche sans qu'il se ferme; celui de l'anus est béant aussi. A 3ʰ, il y avait encore quelques points contractiles. A 6ʰ du soir, la mort était complète.

N° 2. Placé comme le précédent, à 7ʰ 45′ du matin, dans une solution d'opium contenant trois grains d'extrait pour trois onces d'eau, il a présenté les mêmes phénomènes; seulement ils se sont développés plus lentement. A 8ʰ 3o′, les forces n'étaient pas considérablement diminuées. A 9ʰ, il sécrétait de la mucosité. A 9ʰ 45′, il était affaissé; le corps avait perdu sa forme cylindrique. Successivement, on a vu la contractilité ne se montrer que sur les points que l'on touchait; les orifices intestinaux se relâcher; des portions perdre toute faculté contractile. A 10ʰ du soir, la mort n'était pas complète. Elle l'était le deuxième jour au matin; le corps était comme demi-fluide et affaissé.

N° 3. Placé, à 7ʰ 45′, dans de l'eau commune, le 22 mai, il a conservé sa vigueur jusqu'au 24, c'est-à-dire pendant trois jours. Au bout de ce temps, les forces se sont perdues peu à peu; le 27, il était très-faible, mais sans présenter aucun des phénomènes observés chez les deux premiers lombrics. Mort le 28 mai, dans la journée. Le corps avait conservé sa forme cylindrique; l'on n'y voyait d'autres plis ou étranglemens que ceux formés par les articulations; il n'y avait pas cette mollesse extrême que nous avons vue sur les deux autres.

N° 4. Mis dans une solution de six grains d'extrait de gentiane, pour trois onces d'eau, à la même époque que les autres, il a vécu pendant six jours, sans présenter d'autres changemens que ceux observés sur le n° 3. Il est mort le 27 mai, dans le même état que lui.

4ᵉ expérience.—Sur une sangsue noire (*hirudo nigra*).

Placée dans une solution d'un grain d'extrait d'opium par once d'eau, elle s'est agitée vivement dès qu'elle a senti le contact du liquide, et a cherché à en sortir; bientôt les mouvemens se sont affaiblis, l'extrémité antérieure n'a pas pu adhérer aux parois du bocal, et l'animal, qui était en partie hors de la dissolution, y est retombé ; les forces ont encore diminué, la ventouse postérieure a aussi perdu sa contractilité ; une demi-heure après l'immersion, la sangsue semblait tomber en déliquium. Si on la piquait, le point touché se contractait, et formait un étranglement ; on pouvait obtenir une contraction générale, mais très-passagère, par une excitation portée à toute la superficie. A la fin du premier jour, la muqueuse intestinale sortait en bourlet par l'anus. La mort n'est arrivée que le troisième jour, sans qu'il y ait eu d'autres phénomènes remarquables.

Après la mort, l'animal était dans un état de mollesse et de flaccidité, d'autant plus remarquable que les sangsues empoisonnées par l'alcool, par exemple, sont toujours fortement contractées et à demi racornies.

Quelle que soit la dose d'opium employée, les effets sont les mêmes, ils ne diffèrent que par l'intensité et la rapidité dans leur développement. La mort peut n'arriver que le cinquième jour.

Voulant comparer avec l'action de l'opium celle des extraits végétaux que l'on regarde comme n'étant pas vénéneux, j'ai placé des sangsues dans des solutions de ces extraits.

Une sangsue mise dans une solution de six grains d'extrait de saponaire pour trois onces d'eau, s'est fortement contractée ; elle a rendu beaucoup de mucosités, et est morte dans une forte contraction, à la fin du troisième jour de l'immersion. La muqueuse ne faisait pas saillie par l'anus.

Une autre sangsue, placée dans une solution d'extrait de gentiane, a rendu aussi des mucosités ; mais elle a continué de se mouvoir librement dans la liqueur, et y a vécu pendant huit jours, sans paraître affaiblie. Tirée de la solution au bout de ce temps, et conservée dans de l'eau commune, elle n'a paru aucunement malade.

J'ai mis une troisième sangsue dans une dissolution d'extrait de chicorée, et elle y a vécu pendant cinq jours sans présenter de symptômes d'empoisonnement ; tirée le sixième jour du liquide, elle a vécu dans l'eau commune comme à l'ordinaire.

5e *expérience.* — Je place un planaire (*planaria viridis*) dans une légère solution d'opium à 11^h ; aussitôt agitation, mouvemens de torsion du corps ; peu à peu le calme se rétablit ; l'affaiblissement ne tarde pas à se montrer ; l'organe générateur mâle devient saillant au dehors, et représente un long filet blanc vermiforme. Au bout d'une heure , le planaire était mort dans l'affaissement.

6ᵉ *expérience*.—Sur des animaux dont l'organisation est très-rapprochée de celle des filaires; je veux parler des vibrions du vinaigre (*vibrio asceti*).

La première impression de l'opium détermine chez ces animaux, comme à l'ordinaire, de l'agitation; bientôt les mouvemens se ralentissent, la faiblesse augmente de plus en plus, et l'animal meurt, après une demi-heure ou trois quarts-d'heure.

3°. *Mollusques.*

L'ation de l'opium est la même sur les mollusques que sur les autres animaux sans vertèbres; toutes les fois qu'il est absorbé, il détermine le relâchement de la fibre contractile, l'affaissement et la mort.

Mais cette absorption n'est pas toujours facile à obtenir; lorsque l'animal est revêtu d'une coquille, comme c'est le cas le plus ordinaire, il peut souvent se garantir de l'action du poison, et l'on est obligé d'en varier le mode d'introduction pour obtenir les résultats ordinaires. Cela nous met presque dans l'impossibilité d'indiquer d'une manière générale l'action de l'opium sur ces êtres.

A. Mollusques céphalés à opercules.

On n'a, pour ainsi dire, aucun moyen de faire absorber l'opium à ces animaux ; on ne peut que les plonger dans des solutions aqueuses de ce suc.

Plusieurs fois, j'y ai placé des *paludines,* des *néritines ;* dès que l'action de l'opium se faisait sentir à l'enveloppe extérieure , l'animal rentrait dans sa coquille ; son opercule s'appliquait fortement contre l'ouverture, et l'absorption du poison devenait impossible. Cependant, soit par fatigue musculaire, soit par besoin de respirer , soit enfin que l'opium eût un peu agi , on voyait, au bout d'un temps variable, le pied s'alonger , et l'opercule s'écarter de l'ouverture de la coquille. L'opium pouvant agir alors, le relâchement augmentait rapidement ; si on venait à toucher l'animal , il se retirait à peine, ou ne rentrait que pour ressortir à l'instant. La contractilité de la fibre musculaire diminuait de plus en plus , et la mort arrivait bientôt.

J'ai vu quelquefois les paludines rester closes d'une manière permanente, et l'opercule ne s'écarter qu'après la mort.

B. Mollusques céphalés à coquille sans opercule.

On pourrait croire que, sur ces espèces , l'absorption par immersion doit être beaucoup plus facile que sur les précédentes ; cependant les effets sont à peu près les mêmes dans quelques cas.

J'ai fait des essais sur des lymnées et sur plusieurs espèces d'hélices.

Lorsqu'on plonge une lymnée dans une solulution peu concentrée d'opium, elle nage pour sortir de la liqueur, et montre quelque agitation. Mais bientôt, pour se défendre de l'action de l'opium, elle rentre dans sa coquille, contracte fortement son pied, et ne présente plus qu'une masse dure, peu susceptible d'absorption, et défendue encore par une sécrétion muqueuse. Cet état peut se prolonger pendant long-temps, quelquefois pendant un jour et plus ; mais enfin, les lymnées éprouvent, comme les paludines, la nécessité de ressortir de leur coquille ; elles plongent alors dans la liqueur, l'absorption devient plus facile, la contractilité se perd rapidement ; si on touche le pied avec un sylet, le point touché se contracte seul ; il s'y forme une dépression tout-à-fait analogue aux étranglemens que nous avons observés sur les sangsues, sans que le mollusque rentre dans sa coquille. Enfin, les tentacules eux-mêmes se relâchent, perdent de leur sensibilité, ne se rétractent plus lorsqu'on les touche ; la bouche devient béante, on peut y introduire un stylet sans qu'elle se ferme, et

la mort arrive au milieu de cet état de relâchement général.

Nous avons vu les paludines rester quelquefois renfermées constamment, et ne ressortir un
peu qu'après la mort, ou peu de temps avant ;
les lymnées peuvent rester de même dans un
état permanent de contraction, et ne se relâcher
un peu qu'à l'instant de la mort. Cela arrive plus
ordinairement lorsque la solution d'opium est
très-chargée, et ce n'est pas plus étonnant que
de voir les mêmes mollusques, placés dans de l'alcool trop peu étendu d'eau, se garantir complètement de son action, en se retirant profondément dans leur coquille. Quoique ici l'affinité
chimique dût faciliter l'introduction de la liqueur,
elles meurent alors sans en avoir absorbé.

Chez les hélices, les phénomènes sont très-
semblables à ce que nous venons de voir ; l'animal rampe d'abord contre le vase, se retire ensuite dans sa coquille, sécrète une mucosité
insoluble dans l'eau, qui le défend puissamment
contre l'absorption ; mais comme il ne peut vivre
dans l'eau, il ressort encore bien plus tôt que ne
le font les lymnées ; le tissu se relâche, la contractilité s'éteint, et la mort arrive comme dans
les espèces précédentes.

Rarement les hélices persistent dans l'état de
contraction, lorsqu'elles sont plongées dans une

solution d'opium , cependant cela arrive quelquefois.

J'ai rendu l'absorption plus facile chez les lymnées et les hélices , en brisant un tour ou un
tour et demi de la coquille. Le mollusque redou-
blait d'efforts pour rentrer en totalité , rendait
une quantité considérable de mucosités; mais le
relâchement et la mort arrivaient bien plus tôt
que dans les cas précédens.

D'autres fois, j'ai introduit l'extrait d'opium
sous forme de bol dans la poche respiratoire des
lymnées et des hélices. Dès que l'animal sentait le
corps étranger dans cette cavité, il se retirait brusquement et sécrétait beaucoup de mucus. Mais l'o-
pium absorbé agissait comme à l'ordinaire, les tissus
se relâchaient, et la mort arrivait plus tôt ou plus
tard. Dans quelques cas, le mucus était assez visqueux pour envelopper le bol d'opium sans le
dissoudre, et alors l'absorption ne s'en faisant pas,
l'opium agissait simplement comme corps étranger dans la cavité respiratoire ; il y entretenait
une excitation permanente, et l'animal mourait
sans se relâcher un instant.

Je n'ai jamais pu réussir à introduire un bol
d'opium dans la cavité buccale chez les lymnées
et les hélices.

C. Mollusques céphalés sans coquille.

Sur les limaces, j'ai tenté l'empoisonnement par trois voies : 1° par absorption cutanée ; 2° par la cavité respiratoire ; 3° par la cavité buccale. Les résultats généraux ont toujours été les mêmes que dans les cas précédens.

Par absorption cutanée. Dès que les limaces sont plongées dans une solution d'opium, elles s'agitent et s'attachent aux parois du bocal pour sortir du liquide : si le vase n'est pas plein, elles gagnent la partie supérieure, et on doit avoir soin de les faire retomber au fond; elles perdent bientôt la faculté de pouvoir ramper contre le verre; elles restent dans le liquide, sécrètent beaucoup de mucosité, se contractent pendant quelque temps; mais l'opium absorbé agit, comme à l'ordinaire, sur le tissu contractile : l'animal s'affaisse; si on touche un point du corps, il s'y forme une dépression sans que la totalité entre en contraction : l'affaiblissement augmente, et la mort arrive après un temps variable.

On obtient les mêmes résultats en introduisant l'opium dans la poche respiratoire.

J'ai réussi quelquefois à placer de l'opium dans la cavité buccale, et alors les effets étaient bien plus prompts que dans les autres cas.

D. Mollusques acéphalés bivalves.

Si l'on place une mulette ou une anodonte dans une solution aqueuse d'opium, elle reste enfermée dans sa coquille tant que dure l'immersion. J'en ai fait séjourner ainsi dans l'opium pendant un jour et plus, sans pouvoir les empoisonner par ce procédé. J'ai laissé une mulette, pendant quatre jours consécutifs, dans une dissolution d'opium, sans qu'elle se soit ouverte. Placée au bout de ce temps dans de l'eau commune, elle m'a paru aussi forte qu'avant l'expérience.

Si l'on entr'ouvre les valves, et que l'on introduise une petite quantité d'opium, un quart ou un tiers de grain, entre le pied et les branchies, ou entre les branchies et le manteau, la mulette, replacée dans l'eau, ferme sa coquille à l'instant; mais elle ne reste pas long-temps dans cet état de contraction; on voit bientôt la coquille s'entr'ouvrir, l'écartement augmenter de plus en plus, le pied commencer à faire saillie entre les bords des valves. Si on le touche, il rentre et la coquille se ferme, mais pour se rouvrir presque aussitôt. La faible dose d'opium introduite ne produirait pas d'autres effets, et la contractilité reviendrait bientôt à son état ordinaire. On doit employer en une ou plusieurs fois de trois à quatre grains d'opium, si l'on veut déterminer la mort; lorsqu'il est employé à cette dose, les muscles se relâchent tout-à-fait, la coquille s'ouvre largement, le pied devient pendant au dehors. On peut le toucher sans qu'il rentre : quelquefois même les valves peuvent encore se rapprocher et le pincer entre leurs bords.

De même que sur les autres mollusques, le point que l'on touche entre seul en contraction, et forme ou une dépression ou un sillon en cet endroit. Si l'on touche plusieurs points à la fois, on a des sillons qui partagent le pied en lobules mous. Cet état persiste pendant deux ou trois jours, suivant la dose d'opium employée et la grosseur du mollusque ; il meurt au bout de ce temps, dans un relâchement complet.

On peut encore empoisonner la mulette en la plaçant dans une solution d'opium, après avoir introduit une première dose de poison entre ses valves pour l'affaiblir. Elle ferme pourtant sa coquille plus ou moins complètement, suivant l'état de ses forces, au moment où elle sent le contact de la solution opiacée ; mais ne pouvant rester contractée, à cause de l'affaiblissement musculaire, elle plonge dans la solution, qui agit comme à l'ordinaire.

Pour que cette expérience soit exacte, il faut renouveler la solution de temps en temps, et en employer une masse suffisante, sans quoi on pourrait attribuer la mort du mollusque au défaut d'eau aérée.

EXPÉRIENCES.

1re *expérience.* — J'ai placé dans une solution aqueuse d'opium peu concentrée une paludine (*paludina vivipara*). Elle s'est retirée aussitôt dans sa coquille; l'opercule s'est appliqué contre l'ouverture, et cet état a persisté pendant deux jours consécutifs sans changement appréciable. Le troisième jour, la contraction était moins forte; l'opercule était un peu écarté de l'ouverture ; si on touchait le pied de l'animal, il rentrait à peine ; dans la journée, le relâchement a augmenté ; la mort était complète le soir du troisième jour..

2e *expérience.* — A 8^h 3o′ du matin, je mets deux néritines (*nerita fluviatilis*) dans une légère solution d'extrait d'opium. A 8^h 45′, toutes deux sont retirées complètement dans leur coquille , l'opercule appliqué contre l'ouverture. Elles restent dans cet état pendant six heures. A 3^h après midi, il y en a une dont le pied se relâche un peu; il rentre si on le touche, mais ressort aussitôt. A 6^h, elle ne se retire plus quand on la touche ; à peine se contracte-t-elle. L'autre commence à sortir et se retire si on l'excite. A 7^h 20′, il y en a une dont le pied est alongé, nullement sensible ;

elle est morte. L'autre se meut à peine. A 8^h 3o′, elle est morte dans le même état que la première.

3e *expérience.* — J'ai plongé deux lymnées auriculaires et une lymnée stagnale (*lymnæa auricularis* , *lymnæa stagnalis*) dans une solution d'extrait d'opium. Elles se sont retirées aussitôt dans leur coquille ; quand elles essaient de ressortir, l'impression du liquide les force bientôt à rentrer. Après un quart d'heure d'immersion , elles sont dans un état permanent de contraction; la partie du pied restée visible est dure et comme crispée. Vers le milieu du deuxième jour, il y avait une des lymnées auriculaires qui était relâchée et qui se contractait faiblement lorsqu'on la touchait, sans pouvoir rentrer dans sa coquille. A la fin du jour, elle était morte, et dans un état de relâchement assez prononcé. Le matin du troisième jour, l'autre lymnée auriculaire était morte aussi dans le relâchement; la lymnée stagnale est morte dans la soirée de ce jour-là, mais presque tout aussi fortement contractée qu'au début de l'empoisonnement.

4e *expérience.* — J'ai cassé un tour et demi de la coquille d'une lymnée stagnale, et je l'ai mise à 7^h 5o′ dans une solution d'opium. Elle a d'abord nagé comme à l'ordinaire. A 8^h 23′, elle était contractée et sécrétait beaucoup de mucosités. A 5^h après midi, elle était encore contractée. A 6^h , elle est notablement alongée; si on la touche, le point touché se contracte seul sans que l'animal rentre dans sa coquille. A 7^h, les tentacules sont mous et comme flottans dans la solution; ils ne se retirent pas si on les touche. A 8^h, la bouche est béante : on peut y introduire facilement un stylet. A 9^h, la lymnée était morte.

J'ai mis une lymnée auriculaire dans une légère solution d'extrait de chicorée; elle a rampé pendant quelque temps contre le bocal; elle s'est ensuite retirée dans sa coquille, et y est morte le deuxième jour sans être ressortie un instant.

Une autre lymnée, mise dans une légère solution aqueuse d'extrait de gentiane, a vécu pendant deux jours dans le liquide en y nageant librement. Elle est morte le matin du troisième jour dans un état moyen, entre la contraction et le relâchement.

5e *expérience.* — J'introduis deux tiers de grain d'extrait d'opium dans la poche respiratoire d'une lymnée stagnale; elle se contracte fortement, et rentre en totalité dans sa coquille; elle sécrète beaucoup de mucosités jaunes, verdâtres, et reste contractée pendant un jour et demi. Elle se relâche un peu vers la fin du deuxième jour, et paraît très-affaiblie; elle est morte et très-relâchée le matin du troisième jour.

Les mêmes expériences que je viens de rapporter sur les lymnées ont été faites sur des hélices , et ont donné des résultats tellement analogues , que je ne les rapporterai pas. Elles ont été faites sur les espèces *pomatia*, *nemoralis*.

6ᵉ *expérience*. — Je place, à 6ʰ du matin, une limace grise (*limax cinereus*) dans une solution légère d'extrait d'opium; elle s'agite, sécrète beaucoup de mucosités, rampe contre le bocal pour gagner sa partie supérieure, qui est vide , et sortir du liquide. Je l'y fais retomber plusieurs fois. Au bout d'une heure, elle n'a plus la force de ramper, et reste dans la solution : elle est à demi étendue, molle, peu irritable , ne contractant que le point que l'on touche, et formant ainsi des dépressions et des saillies à sa superficie. Cet état s'est prolongé depuis 7ʰ 3o′ du matin, jusqu'à 4ʰ après midi; à cette heure-là, l'affaissement était extrême; la bouche était béante. A 9ʰ , l'animal était mort.

A 7ʰ 15′, j'introduis un demi-grain d'extrait d'opium dans la cavité respiratoire d'une limace grise ; elle se contracte fortement : au bout de quelques instans, elle s'alonge et rampe assez librement pendant un quart-d'heure. A 7ʰ 3o′, elle n'est plus alongée et ne marche plus. Depuis cet instant elle reste molle, peu susceptible de se contracter , absolument dans le même état que la précédente; elle est morte à 7ʰ 3o′ du soir.

A 7^h 3o′ du matin, je parviens à placer dans la cavité buccale d'une limace grise un quart de grain d'extrait d'opium ; elle se contracte aussitôt ; au bout de quelques minutes, elle est sans mouvement et très-relâchée. A 8^h, l'affaiblissement est si prononcé, que je peux introduire encore un quart de grain d'extrait d'opium dans la bouche, sans que l'animal retire sa tête sous le manteau. Depuis cet instant ; mollesse complète, contraction sur les points que l'on touche seulement. La contractilité s'éteint de plus en plus; mort à 5^h 15′, après midi.

7e *expérience.* — Sur une mulette (*unio pictorum*).

14 *mai.* — A 11^h 15′, j'entr'ouve les valves de sa coquille, et je place entre le pied et les branchies un grain d'extrait d'opium solide. L'animal, remis dans l'eau, ferme fortement sa coquille. A 11^h 35′, il y a un léger écartement; si on ébranle le vase, à l'instant les valves se rapprochent, et l'eau qui est rejetée est colorée en jaune-vert par l'opium. L'écartement reparaît presque à l'instant. A 12^h, le pied est saillant, et rentre quand on le touche. J'introduis encore deux grains d'extrait. A 2^h, le pied est pendant hors de la coquille ; il est mollasse ; si on le touche, il ne se contracte que sur le point excité. Si on touche les tentacules qui bordent le manteau en arrière,

les valves se ferment et pincent le pied entre leurs bords ; elles s'écartent aussitôt après.

Le 15 mai, l'affaiblissement était encore plus considérable, à peine l'animal pouvait-il se contracter quand on le touchait ; il est mort le soir.

J'ai eu les mêmes résultats sur une autre espèce de mulette (*unio littoralis*), sur une anodonte des canards.

8e *expérience.*— Sur une mulette littorale.

Après avoir déterminé le bâillement des valves par l'introduction d'une petite quantité d'opium entre le pied et les branchies, je l'ai plongée, à 7ʰ du matin, dans une légère solution aqueuse d'extrait d'opium. Au moment où l'animal a senti le contact du liquide, il a fermé sa coquille ; mais au bout de quelques instans, elle bâillait de nouveau. Après une heure d'immersion, elle était largement ouverte, et le pied pendait longuement en dehors. Le soir, j'ai renouvelé la dissolution ; la mort était complète le lendemain , à 5ʰ après midi ; les valves étaient ouvertes , le pied pendant et mollasse.

4°. *Actinozoaires.*

Je n'ai d'expérience que sur le polype vert de Trembley (*hydra viridis*). Elle fut faite sur un individu qui me fut donné par M. de Blainville , et sous ses yeux. Les résultats obtenus sont tellement analogues à tout ce que nous avons déjà vu sur les invertébrés, qu'il est permis de croire que cette expérience répétée reproduira les mêmes phénomènes.

EXPÉRIENCE.

On a jeté sur un polype quelques gouttes d'une très-légère solution d'opium ; dès qu'il a été en contact avec le liquide, il s'est fortement contracté, et n'a plus présenté qu'une masse globuleuse. Bientôt son tissu s'est relâché ; après quelques minutes, il était à demi étendu sans être alongé ; ses tentacules, ne pouvant plus s'alonger, paraissaient comme des bourgeons autour de son orifice buccal; il était immobile. Si on le touchait, il ne se retirait plus, et se contractait à peine. Vingt minutes après l'empoisonnement, il était mort dans l'état d'affaissement que je viens d'indiquer.

5°. *Animaux dits microscopiques.*

Je réunis sous ce nom, comme on l'a fait jusqu'ici, une foule d'êtres peu connus et qui rentreront probablement un jour dans les différentes classes d'invertébrés, lorsqu'on les aura mieux étudiés. Il serait à désirer pour la science que M. de Blainville publiât les belles recherches faites par lui sur cette matière.

Les expériences que je rapporte ici ont été faites par moi sous les yeux de M. de Blainville, qui les a souvent répétées avec les mêmes résultats ; il employait l'opium sur les animaux microscopiques pour ralentir leurs mouvemens et les étudier plus facilement.

EXPÉRIENCES.

1re *expérience* (au microscope).

On a placé une goutte de solution aqueuse d'opium sur des kolpodes (*kolpode bourse*) , des kérones (*kerone calvitium*), sur la grande paramécie ou paramécie aurélie, et plusieurs autres animaux microscopiques. Chez tous ces êtres, l'action de l'opium a été la même ; les mouvemens ont été d'abord accélérés ; au bout de quelques secondes, il n'y avait plus d'agitation ; les mouvemens se sont affaiblis de plus en plus ; ils avaient cessé complètement au bout d'une minute. On voyait les cadavres de ces petits animaux entraînés par les courans qui existaient dans la goutte d'eau.

2e *expérience* (au microscope).

On a mis une goutte de solution d'opium sur une goutte d'eau contenant une innombrable quantité de monades. Leurs mouvemens, d'abord accélérés pendant quelques instans , se sont ralentis peu à peu et bien plus lentement que chez les animaux précédens. Huit ou dix minutes après l'empoisonnement, ils étaient encore assez vifs ; ce n'est qu'au bout d'un quart d'heure et plus, que toutes les monades étaient mortes.

3e *expérience.* — La même expérience, faite sur des navicules, a donné des résultats tout différens. Les mouvemens ont continué comme à l'ordinaire après l'emploi de l'opium ; il n'y a eu ni agitation au début, ni ralentissement plus tard ; en un mot, l'opium n'a paru exercer aucune action sur ces êtres.

4e *expérience.* — J'ai mis à plusieurs reprises de la solution d'opium sur des oscillatoires, sans que leurs mouvemens aient été modifiés en aucune manière. J'ai plusieurs fois employé comparativement l'eau distillée et la solution d'opium pour humecter ces êtres singuliers ; et dans les deux cas, les mouvemens ont été les mêmes.

Ces deux dernières expériences sont tellement en opposition avec tout ce que nous avons vu jusqu'à présent de la manière d'agir de l'opium sur les animaux, que cela seul suffirait peut-être pour faire regarder ces corps comme n'appartenant pas au règne animal. Cela serait d'autant plus probable pour les oscillatoires, qu'ils ont été classés pendant long-temps parmi les végétaux. Fontana est un des premiers, je crois, qui ait voulu les regarder comme des animaux ; son opinion a prévalu jusqu'à ce jour. Des recherches qui se font en ce moment sur les animaux microscopiques, et qui sont dirigées par les connaissances les plus profondes de l'organisation, pourront peut-être résoudre cette question difficile.

Comparativement aux expériences faites avec l'opium sur les animaux microscopiques, j'en ai fait avec les extraits de chicorée, de gentiane, de bourrache et de saponaire en solution aqueuse, au même degré de concentration. Jamais je n'ai eu les effets obtenus par l'opium. Les extraits de chicorée, de gentiane, de saponaire, n'ont paru produire aucun effet ; celui de bourrache semblait affaiblir d'abord les mouvemens, mais bientôt ils reprenaient toute leur vivacité, et les animalcules ne mouraient dans aucun de ces extraits.

§ VIII.

Effets de l'opium sur les sensitives.

On rendit compte, il y a plusieurs années, d'expériences faites avec l'opium sur des sensitives dont on croyait avoir diminué l'irritabilité par l'action de ce suc. MM. Desfontaines et Decandolle répétèrent ces expériences, et n'obtinrent pas les résultats annoncés.

J'en ai fait une de ce genre, et ce que j'ai vu m'a paru assez curieux pour devoir être rapporté avec quelques détails.

EXPÉRIENCE.

Sur une sensitive dont la tige la plus forte avait presque un pied de hauteur, et qui végétait vigoureusement dans un vase d'un litre de capacité environ.

Après avoir constaté, par différens essais, le degré d'irritabilité de la plante, et l'avoir observée pendant plusieurs jours, je commençai, le 16 juin, à l'arroser avec une solution aqueuse d'extrait d'opium assez concentrée. J'avais soin de ne verser le liquide que peu à peu, afin qu'il ne s'écoulât pas inférieurement par le trou pratiqué au fond du vase. Je continuai à arroser ainsi la plante soir et matin, pendant six ou sept jours, sans avoir de changemens appréciables.

Le 24 juin, quelques folioles étaient tombées ; d'autres jaunissaient. Avant l'expérience, il suffisait de souffler légèrement sur une feuille pour la faire fermer ; maintenant toutes résistent à cette épreuve. Il y en a quelques-unes qui ne se ferment même que lentement, lorsqu'on les touche légèrement. A cette époque, il y avait un gros d'extrait d'opium employé, et comme j'avais eu soin de ne jamais laisser écouler la dissolution inférieurement, la terre en était fortement imprégnée.

Depuis le 25 juin, je cessai d'arroser la plante

avec une solution opiacée ; je me contentais d'employer de l'eau commune , mais toujours avec la précaution d'en mettre assez peu à la fois pour qu'elle n'entraînât pas l'opium. L'irritabilité parut s'affaiblir de plus en plus, et si rapidement, que, le 7 juillet, les feuilles ne se fermaient plus du tout, même par un contact assez fort. Il fallait les ébranler pour les faire mouvoir, et souvent il n'y avait qu'une partie des folioles qui se fermât La plante dormait pourtant chaque soir, et s'ouvrait le matin au soleil comme à l'ordinaire.

La sensitive ayant été arrachée ce jour-là (7 juillet) par accident, je profitai de cette circonstance pour changer la terre du vase , ne laissant que celle qui était restée adhérente aux racines. J'espérais peu que la plante pût résister à cette épreuve ; néanmoins , je continuai à l'arroser soigneusement avec de l'eau commune. Elle fut languissante pendant quelques jours ; mais bientôt elle reprit de la vigueur. La terre dans laquelle elle était ne contenant presque plus d'opium , l'irritabilité revint peu à peu. Le 18 juillet, elle me paraissait aussi irritable que le jour où j'avais commencé à l'arroser avec de l'opium, et aujourd'hui, 3 août, elle est encore dans le même état : seulement elle n'a plus végété depuis l'époque où je l'arrosai avec l'opium.

Il est peut-être bon de noter que, pendant pres-

que toute la durée de l'expérience, la chaleur a
été très-grande à Paris. Je l'ai rapportée comme
si les changemens que je suis sûr d'avoir observés
devaient être attribués à l'opium, mais je suis loin
d'en avoir la conviction. Cette expérience est en
opposition avec les observations de deux savans
professeurs ; le temps et les localités ne m'ont pas
permis de la répéter, et il me faudrait un grand
nombre de preuves pour pouvoir dire que l'o-
pium éteint l'irritabilité dans les végétaux. Cependant j'avoue que j'ai l'intention de refaire des essais dès que les circonstances seront favorables.

Les expériences sur les oscillatoires ne devraient
pas être regardées comme nécessairement contradictoires avec celle que je viens de rapporter : un
savant professeur pense que les mouvemens des
oscillatoires pourraient dépendre d'une autre
cause que de l'irritabilité.

CHAPITRE II.

COMPARAISON DES EFFETS PRODUITS PAR L'OPIUM SUR LES DIFFÉRENTES CLASSES D'ANIMAUX.

§ 1ᵉʳ. — *Mammifères.*

Si nous comparons les phénomènes de l'empoisonnement chez l'homme avec ceux des animaux, et particulièrement des mammifères, nous trouvons, dans la manière d'agir du poison, quelques différences d'autant plus remarquables, qu'on examine des êtres plus distans; différences qui peuvent se rapporter presque toutes à des circonstances d'organisation.

1°. *Innervation.* — Nous avons observé chez l'homme, après l'emploi de l'opium, trois ordres de symptômes pouvant donner lieu, par la prédominance des uns ou des autres, à trois formes d'empoisonnement : par congestion sanguine au cerveau, par irritation cérébro-rachidienne, par sédation nerveuse directe.

Chez les mammifères qui ont été le sujet de nos expériences, nous n'avons eu de bien prononcés que les phénomènes d'irritation et ceux de sédation. Ceux de congestion, ou bien ont manqué tout-à-fait, ou bien ont été si faibles, qu'ils ont eu peu d'influence sur la marche de l'empoisonnement. Cette différence tient évidemment au développement moindre de la masse encéphalique chez les animaux. Le cerveau du chien, par exemple, beaucoup moins développé que celui de l'homme, ne peut pas être aussi exposé aux congestions sanguines. Lorsqu'elles se font, elles sont beaucoup moins fortes; la stupeur en est le seul symptôme; jamais de coma, jamais de perte de connaissance; pas même de sommeil profond. Aussi, lorsque la mort n'a pas lieu, l'animal, abandonné aux seuls efforts de la nature, est parfaitement rétabli en un ou deux jours au plus, et jamais le poison ne laisse chez lui ces traces funestes d'idiotie qui peuvent être la suite de la congestion chez l'homme.

Sur les lapins, l'afflux du sang au cerveau doit être encore plus faible que chez le chien, car le cerveau des rongeurs est moins développé que celui des carnassiers; et en effet, chez eux, il n'y a pas même stupeur; l'engourdissement et l'immobilité semblent tenir à la sédation de la fibre contractile seulement.

L'absence de congestion chez les animaux entraîne encore d'autres différences dans l'empoisonnement. De même que nous avons vu chez l'homme que les symptômes d'irritation cérébrorachidienne étaient bien plus évidens lorsque ceux de congestion venaient à manquer, soit par l'effet de l'habitude, soit par l'influence du tempérament des races, etc.; de même, chez les animaux, nous voyons cette absence de congestion laisser toute leur intensité aux phénomènes d'irritation cérébro-rachidienne. C'est presque toujours pendant la violence des accès que les animaux succombent; ou bien, lorsque l'irritation n'est pas très-forte, les convulsions se prolongent en s'affaiblissant, et la mort a lieu par la sédation directe sur les nerfs et les tissus contractiles.

On a pu remarquer que les doses d'opium nécessaires pour déterminer la mort des animaux sont bien plus considérables que celles qui la déterminent chez l'homme. Cette différence est énorme, si l'on a égard à la taille des animaux. Douze ou quinze grains d'opium peuvent tuer un homme dans quelques cas; trente-six grains le font périr presque infailliblement, s'il n'est pas secouru promptement; cette dose est loin de suffire à un chien de petite taille, à un lapin adulte et vigoureux. Deux gros et plus sont nécessaires pour tuer ces petits animaux. Cette différence tient encore à l'absence de congestion chez eux. Nous avons vu en effet les individus de l'espèce humaine qui s'accoutument à l'action de l'opium ne parvenir à en prendre des doses considérables sans accident, que parce que la congestion n'a plus lieu au cerveau, ou plutôt parce que cette congestion n'entraîne plus chez eux les accidens graves qui la signalent ordinairement. Or, les animaux se trouvent précisément dans le même cas, avec cette circonstance particulière qu'ils n'ont pas besoin de s'y préparer par l'habitude en augmentant progressivement les doses, puisque leur cerveau n'est jamais exposé à la compression par afflux sanguin.

2°. *Locomotion.*—L'opium détermine quelquefois chez l'homme un engourdissement dans les membres inférieurs. Les lapins présentent aussi, à une certaine époque de l'empoisonnement, une raideur avec tremblement des membres postérieurs; mais c'est chez le chien que cet effet est surtout très-prononcé. La différence est donc dans l'intensité du phénomène, plutôt que dans son existence. Cependant il pourrait y avoir là quelque chose de spécial. M. de Blainville a remarqué, il y a long-temps, que chez les mammifères, et surtout chez les chiens, les paralysies qui viennent à la suite de lésions de la moelle marchent toujours d'arrière en avant. Il a vu un chien devenir paralytique à la suite de la maladie à laquelle ces animaux sont sujets dans le jeune âge. Les membres postérieurs furent les premiers paralysés; l'affection se propagea successivement aux côtes abdominales, à celles du sternum (la respiration ne se faisait plus que par le diaphragme), aux membres antérieurs, et enfin à la mâchoire inférieure ; ce n'est qu'alors que l'animal suc-comba.

3°. *Digestion.*—Sur l'homme, les vomissemens ne se montrent pas immédiatement après l'intro-duction de l'opium dans l'estomac ; au moins c'est rare. Ils se déclarent plus ordinairement une heure ou une heure et demie après, et quelque-fois plus tard encore. Chez les carnassiers, au contraire, ce phénomène survient presque immé-diatement après l'introduction du poison ; c'est le premier symptôme qui se manifeste ; chez les rongeurs, il n'a jamais lieu.

Les carnassiers ont reçu de la nature la fa-culté de vomir pour ainsi dire à volonté. L'im-pression délétère de l'opium se fait à peine sentir à l'estomac, que déjà cet organe se soulève contre lui et tend à le rejeter. Chez l'homme, le vomis-sement n'est pas aussi facile, et ce n'est ordinai-rement que lorsque le cerveau a déjà ressenti les effets du médicament, qu'il sollicite sympa-thiquement l'estomac à rejeter la substance. Chez le chien, le vomissement est un effet de la volonté ou de l'instinct de l'individu pour sa con-servation ; chez l'homme, c'est un mouvement convulsif déterminé par les changemens apportés dans le cerveau, absolument comme cela se voit à la suite du balancement sur l'escarpolette ou de la walse, chez les personnes qui n'en ont pas l'habitude.

La théorie que j'indique ici m'avait fourni un moyen pour faire garder le poison aux chats. Chez ces animaux, les mâchoires étant trop courtes pour que je pusse y appliquer une ligature, je leur donnais d'abord quelques grains d'opium, qui étaient vomis au bout de peu d'instans; mais la petite quantité absorbée suffisait pour émousser la sensibilité de l'estomac, et pour paralyser sa fibre musculaire; et trois quarts-d'heure ou une heure après, je pouvais introduire de fortes doses d'opium, sans voir les vomissemens se reproduire. Ce moyen m'a constamment réussi comme je l'avais prévu.

Le vomissement est à peu près impossible chez les rongeurs, parce que l'œsophage présente, à sa partie inférieure, une forme cylindrique, et non en entonnoir renversé; et aussi parce que ce conduit s'insère sur la partie moyenne de la petite courbure de l'estomac.

Dans mes expériences sur les lapins, je n'ai jamais eu de précautions à prendre pour prévenir le vomissement; je savais d'avance qu'il ne pouvait pas avoir lieu. C'est la même disposition mécanique qui fait que le cheval ne peut vomir comme l'a démontré M. de Blainville.

4°. *Circulation, sécrétions, exalations.* — Lorsque l'opium pousse les fluides à la circonférence, et les accumule dans les vaisseaux capillaires, il se fait une transpiration cutanée, abondante chez l'homme. Aucune des espèces de mammifères soumises à nos expériences n'a présenté ce phénomène. Cependant le mouvement de périphérie du sang n'a pas moins lieu chez eux que chez nous, à en juger par les changemens dans la circulation. Cette différence tient à ce que le chien, le chat, le lapin, un grand nombre de pilifères, ont le derme trop peu vasculaire pour permettre la transpiration cutanée. Le chien, surtout, a le derme excessivement serré et sec ; aussi, chez lui, l'exhalation, par la peau, est tout-à-fait nulle ; c'est la membrane qui revêt la langue et l'intérieur de la gueule, qui remplace la peau comme surface exhalante lorsque l'afflux des liquides a lieu à la périphérie, par l'effet de la chaleur, de la course, etc. Cette dernière circonstance nous explique, de suite, pourquoi, chez le chien, nous avons vu se faire, par la gueule, un écoulement abondant, qu'il faut bien distinguer de la première salivation qui s'observe, et qui est due à la saveur de l'opium. L'écoulement dont je parle dépend tellement du mouvement de périphérie du sang qu'il coïncide toujours avec la plénitude du pouls comme la sueur chez l'homme. Cet effet peut avoir lieu sur le chat dans quelques cas ; j'en ai vu un haletant et ouvrant la gueule comme un chien qui a couru long-temps.

La transpiration cutanée n'est pas plus possible chez le lapin que chez le chien et le chat : nous verrons plus tard que l'exhalation séreuse se fait chez lui sur le péritoine et de là dans la vessie, lorsque l'opium pousse les fluides à la circonférence ; et nous verrons, en même temps, que chez les carnassiers la surface linguale n'est pas la seule qui fournisse à l'exhalation.

5°. *Lésions cadavériques.* — Dans beaucoup de cas, la muqueuse de l'estomac et celle de l'intestin grêle sont colorées en rouge-brun chez l'homme et les lapins. Chez les chiens, cette coloration est très-rare, comme l'a fort bien observé M. Orfila ; et quand elle existe, elle n'est pas uniforme et pourprée comme chez les espèces que nous venons d'indiquer, mais elle est vermeille et piquetée. Cette différence dépend de ce que dans l'empoisonnement par l'opium la coloration étant due ordinairement à une injection veineuse, elle n'a lieu que dans des membranes épaisses et très-vasculaires. Or, c'est le caractère de la muqueuse gastro-intestinale chez l'homme et les rongeurs herbivores. Au contraire, chez les carnassiers, elle est toujours très-mince et moins vasculaire. Ce qui prouve encore que c'est à cette cause qu'il faut attribuer ces différences, c'est que, chez l'homme, pas plus que chez le lapin, on ne trouve la muqueuse du colon injectée, parce que, en effet, chez eux, elle n'est pas aussi vasculaire que celle de l'intestin grêle ou de l'estomac.

Nous devons indiquer, comme dernière différence entre l'homme et les mammifères, la distension de la vessie par de l'urine chez les animaux. Cette réplétion de la vessie doit être bien rare chez l'homme, car aucun observateur n'en a fait mention. Nous reviendrons plus tard sur cette différence qui est importante.

§ II. — *Oiseaux.*

Chez les oiseaux, il y a, comme chez les mammifères inférieurs, deux formes d'empoisonnement: l'une, par irritation cérébro-rachidienne, ressemble tellement à sa correspondante chez les mammifères, que nous n'avons rien à en dire; l'autre forme d'empoisonnement, par sédation nerveuse, présente cette circonstance particulière, que la stupeur profonde qui l'accompagne semblerait indiquer, chez les oiseaux, une congestion plus forte au cerveau que chez les mammifères inférieurs.

Une différence plus remarquable dans les symptômes de l'empoisonnement chez les oiseaux, ce sont les excrétions alvines. Constamment supprimées chez les mammifères, supprimées au début de l'empoisonnement chez les oiseaux, elles se déclarent avec plus ou moins d'abondance chez eux lorsque les symptômes de l'empoisonnement ont duré un certain temps. Mais il ne faut pas croire que les matières rejetées dans ce cas aient conservé leur aspect ordinaire. Ce n'est plus une substance blanche demi-crétacée (urate et phosphate de chaux), unie à des matières brunes ou vertes moins sèches; ce sont des matières fluides, muqueuses, jaunes ou vertes, très-abondantes.

Ce phénomène est en rapport avec une autre différence observée dans les cadavres des oiseaux empoisonnés par l'opium; je veux parler de l'abondance des matières liquides contenues dans le canal intestinal. N'est-il pas permis de penser que ces mucosités sont le produit d'une exhalation abondante à la suite du mouvement imprimé aux fluides en circulation? L'exhalation ne se faisant plus par la peau, comme chez l'homme, ou par d'autres surfaces, comme chez le chien, etc., c'est la muqueuse intestinale qui est devenue, chez l'oiseau, la voie de transsudation des fluides.

L'engorgement vasculaire était aussi très-prononcé dans la muqueuse intestinale des oiseaux sur lesquels j'ai pu faire des expériences avec l'opium. La coloration uniforme, la nuance rouge-brun, et la rapidité de l'injection, ne permettent pas d'attribuer ce changement à autre chose qu'à l'engorgement veineux.

§ III. — *Reptiles.*

Nous avons vu que chez les reptiles la mort n'arrivait jamais pendant la violence des convulsions, mais seulement avec les signes de sédation nerveuse consécutifs à ceux de stimulation cérébro-rachidienne. Mes expériences sur les reptiles étant peu nombreuses, on pourrait croire que j'aurais obtenu la mort par irritation de l'encéphale et de la moelle, si je les avait multipliées; mais nous avons vu aussi que ni les grenouilles, ni les salamandres, sur lesquelles j'ai fait un très-grand nombre d'expériences, n'ont présenté la mort par irritation cérébro - spinale. Les poissons sont dans le même cas.

On concevra facilement la cause de cette différence, si l'on fait attention que l'encéphale, encore volumineux chez les oiseaux, diminue de plus en plus, en descendant aux reptiles, aux amphibiens, aux poisson, et ne constitue plus, dans ces derniers surtout, qu'une infiniment petite portion de la masse totale de l'animal. L'influence de l'organe diminuant proportionnellement avec sa masse, la stimulation, quelque vive qu'elle soit, ne suffit plus pour entraîner la mort à elle seule, au moins d'une manière rapide. C'est parce que chez les reptiles et les vertébrés inférieurs, le cerveau et la moelle ont perdu beaucoup de leur influence sur l'économie, que l'on peut les détruire en partie sans que la mort survienne immédiatement.

Une autre différence d'organisation coïncide avec cette différence dans les symptômes de l'empoisonnement. L'appareil circulatoire, double dans les animaux observés jusqu'ici, perd de son activité et se simplifie chez les reptiles. Le sang ne traverse plus en totalité les poumons avant d'aller aux extrémités. Cette modification dans l'appareil circulatoire rend l'asphyxie moins facile, et pourrait aussi contribuer à rendre l'irritation cérébro-spinale plus légère. Mais, je le répète, la diminution de volume de l'appareil nerveux central suffirait seule pour faire concevoir la différence qui nous occupe.

§ IV. — *Amphibiens.*

Nous avons déjà eu occasion de dire que les amphibiens ne présentaient, comme les reptiles, qu'une forme d'empoisonnement par l'action de l'opium. Ils constituent, sous ce rapport avec les poissons, un groupe particulier, distinct des oiseaux et des mammifères, chez qui nous avons eu toujours deux formes d'empoisonnement. Cependant il reste toujours, chez les vertébrés inférieurs, deux ordres de symptômes : ceux d'irritation cérébro-rachidienne , et ceux de sédation nerveuse , quoique ce soit par ces derniers seulement que la mort arrive.

Les convulsions que l'opium détermine , chez les amphibiens, sont tellement semblables à celles observées jusqu'ici que nous n'en dirons rien.

La différence la plus notable dans la manière d'agir de l'opium , sur cette classe , se trouve dans les phénomènes respiratoires. Cela tient évidemment à la manière dont s'exécute la respiration chez les amphibiens, qui absorbent l'air en nature. En effet, pour que l'air pénètre dans le poumon d'une grenouille, par exemple, il faut, d'une part,que les muscles mylo-hyoïdiens se contractent assez fortement pour pouvoir le pousser dans les sacs pulmonaires ; et d'autre part, il faut que les muscles dilatateurs de la glotte puissent agir avec assez de force pour entr'ouvrir cette fente , habituellement close, et livrer ainsi passage au fluide élastique. Aucun mécanisme de respiration n'exige autant d'efforts que celui-là. Mais l'opium agit sur la fibre musculaire en détruisant sa propriété contractile : aussi voyons-nous les muscles chargés de pousser l'air dans le poumon, chez les amphibiens, ralentir d'abord leurs mouvemens et les

suspendre enfin complètement. Il est fort probable qu'en même temps la glotte reste habituellement fermée par la paralysie des muscles diduc-
teurs des cartilages. L'animal est tout-à-fait dans
le cas d'un fusil à vent dont la pompe foulante
n'a plus de force motrice, et dont la soupape, devenue immobile , bouche l'orifice par où l'air doit
s'introduire dans le réservoir. Cette double cause
est bien suffisante pour expliquer comment l'air
cesse d'arriver dans les poumons. De là ces mouvemens presque convulsifs du thorax et de l'abdomen , qui font que la grenouille semble haletante. Ce phénomène indique la gêne de la respiration , et le grand besoin qu'a l'animal de renouveler l'air resté dans les sacs pulmonaires. Au reste,
quelle que soit la cause de la non-introduction
de l'air dans les poumons , le fait est indubitable,
puisque, si la grenouille ou la salamandre vivent
assez long-temps après l'empoisonnement pour
que l'air qui se trouvait dans les poumons soit
absorbé , ces organes reviennent sur eux-mêmes ,
et se réduisent à un état dense bien différent de
l'état celluleux ou plutôt vésiculeux qu'ils présentent ordinairement. Nous avons déjà dit que ,
chez les salamandres , ce défaut d'air pouvait contribuer à causer la difficulté qu'éprouve l'animal
à flotter dans l'eau.

§ V. — *Poissons.*

L'action de l'opium sur les poissons est très-semblable à celle que nous l'avons vu exercer sur les autres vertébrés inférieurs ; il détermine une irritation cérébro-spinale, caractérisée, comme à l'ordinaire, par les convulsions, mais insuffisante pour déterminer la mort pendant les accès.

Jusqu'à présent, nous avons vu les spasmes tétaniques prédominer dans les muscles dorsaux supérieurs ; la colonne vertébrale se courber en dessus, et la tête et la queue se relever aussi. Chez les poissons, les contractions ont lieu latéralement ; la tête et la queue ne sont point portées en haut. Cette différence tient si évidemment à la disposition musculaire, et par suite, au mode d'articulation de la tête avec la première vertèbre, et des vertèbres entre elles, qu'il suffit de l'indiquer ici. Sur les anguilles, dont la forme cylindrique est un peu due à ce que les muscles dorsaux sont en partie supérieurs à la colonne vertébrale , les mouvemens dans ce sens sont un peu moins difficiles, pour la tête surtout, et nous avons vu que, pendant les accès convulsifs, la tête se relevait sur la colonne vertébrale.

Un phénomène bien plus important à considérer , et que nous n'avons pu rencontrer que sur les poissons, c'est que, à une certaine époque de l'empoisonnement, l'animal s'élève jusqu'à la surface de l'eau, et vient avaler de l'air atmosphérique, qu'il met en contact avec ses branchies, et qu'il rejette par les ouïes, comme le fluide qui sert ordinairement à sa respiration.

Ce phénomène n'indiquerait-il pas la gêne de la respiration et le besoin d'avoir de l'air? Cela est d'autant plus probable, que c'est précisément lorsque les mouvemens des branchies deviennent lents et irréguliers, que l'on voit le poisson s'élever à la surface de l'eau. C'est par la même raison que l'on voit des poissons, placés en trop grand nombre dans une petite masse d'eau, s'élever à sa surface lorsqu'elle est épuisée de l'oxigène qu'elle tenait en dissolution, et venir puiser dans l'atmosphère l'air qu'ils ne trouvent plus dans le fluide où ils sont plongés. Ce phénomène n'est donc pas à proprement parler une différence; c'est, au contraire, analogue à ce qui a été observé jusqu'ici; et nous avons vu chez tous les vertébrés l'opium agir d'une manière spéciale sur l'appareil respiratoire, et particulièrement sur la portion hyoïdienne de cet appareil.

§ VI. *Animaux sans vertèbres.*

Enfin, chez les animaux sans vertèbres, nous avons vu les phénomènes d'excitation disparaître avec l'appareil cérébro-spinal. Ces animaux n'ayant pas de véritable centre nerveux, l'opium ne peut agir que sur les tissus contractiles, et il ne reste que les signes de sédation.

———

En récapitulant les faits principaux observés sur la série des animaux après l'emploi de l'opium, nous voyons que, chez les espèces supérieures dont le cerveau est très-développé, il peut y avoir des signes de congestion sanguine, s'associant à ceux de surexcitation cérébro-spinale et de sédation nerveuse. Chez ces espèces, la mort peut arriver sous trois formes, 1° par congestion, 2° par irritation, 3° par sédation.

La première de ces formes ne se montre que chez l'homme, encore elle peut manquer dans certains cas; nous avons tâché d'indiquer les circonstances qui peuvent la favoriser ou la rendre difficile.

A un degré d'organisation moins parfait, chez les derniers mammifères, il ne reste plus que les signes d'une violente excitation cérébro-rachidienne et ceux de sédation. La stimulation du centre nerveux est souvent assez forte pour que la mort arrive pendant les convulsions; d'autres fois, l'animal ne succombe que dans la prostration; il y a donc encore deux formes d'empoisonnement.

Dans les derniers vertébrés (*reptiles, poissons*), nous trouvons bien encore deux ordres de symptômes, ceux de sédation et ceux d'irritation cérébro-spinale ; mais ces derniers ne sont jamais assez intenses pour que l'animal meure par eux ; la mort arrive toujours pendant la prostration.

Enfin, dans les animaux sans vertèbres, il n'y a plus de phénomènes d'excitation ; la sédation seule est possible.

On pourrait établir dans les animaux une série d'après la manière d'agir de l'opium, et elle ne romprait pas les rapports naturels.

Au sommet se trouveraient les individus de l'espèce humaine les plus disposés aux congestions sanguines encéphaliques : ce seraient les vieillards pléthoriques, les hommes d'un tempérament sanguin, ceux dont le cou serait court, la face habituellement rouge : chez eux la mort arriverait presque infailliblement par congestion.

A un degré un peu moins élevé seraient les individus maigres, irritables, ceux qui ont la circulation peu active ; viendraient ensuite les personnes qui, usant habituellement d'opium, n'éprouvent que de faibles effets de congestion ; ceux dont l'organisation la favorise peu, comme les Javanais, les Nègres, etc. A ce degré, la mort par congestion serait encore possible, quoique de plus en plus rare.

Au-dessous, la mort ne pourrait plus arriver que par irritation cérébro-rachidienne ou par sédation ; la congestion n'aurait plus assez d'intensité pour la produire. Ses signes seraient pourtant encore plus ou moins évidens. Dans ce groupe, se trouveraient tous les mammifères supérieurs et une partie des carnassiers.

Chez les derniers carnassiers, chez les rongeurs et les mammifères inférieurs, les phénomènes de congestion disparaîtraient complètement; ceux d'irritation conserveraient encore toute leur intensité et suffiraient pour déterminer la mort, qui pourrait néanmoins dépendre de la sédation : les oiseaux se trouveraient dans ce groupe.

Sur les reptiles et au-dessous, la mort par sédation serait seule possible ; l'irritation cérébro-rachidienne ne suffirait plus pour la déterminer. Cependant, ses symptômes se montreraient encore sur ces vertébrés, de même que nous avons vu les symptômes de congestion exister encore chez les mammifères supérieurs, quoique insuffisans pour déterminer la mort.

Les derniers vertébrés feraient le passage aux animaux sans vertèbres, chez lesquels on ne trouve aussi que la mort par sédation, les phénomènes d'irritation cérébro-rachidienne n'existant même plus, puisque l'appareil nerveux central manque.

Il résulte de ce conspectus, que plus l'animal est élevé dans l'échelle , plus aussi les phénomènes produits par l'opium sont nombreux et variables. Au contraire, dans les derniers vertébrés, et surtout dans les animaux sans vertèbres, la marche de l'empoisonnement est tellement fixe , qu'on peut l'indiquer d'avance. Il est facile de concevoir que plus les organes sont nombreux , plus aussi les changemens dans leurs fonctions doivent l'être.

CHAPITRE III.

ACTION DE L'OPIUM CONSIDÉRÉE DANS CHACUNE DES FONCTIONS EN PARTICULIER.

§ 1er.

Nous allons analyser les changemens apportés par l'opium dans chacune des fonctions considérée isolément, en tâchant d'expliquer physiologiquement son mode d'action sur l'économie.

Une première question se présente d'abord : l'opium agit-il après avoir été absorbé? ou bien exerce-t-il son action sur les différens organes, et particulièrement sur le cerveau et la moelle, par l'intermédiaire des nerfs?

Quoique l'on admette généralement aujourd'hui qu'il y a absorption, des physiologistes pensent que l'opium agit sur les extrémités nerveuses de la surface avec laquelle il est en contact, et que les effets qui s'observent consécutivement ne sont que le résultat d'une réaction sympathique sur le cerveau. La même opinion a été émise, dans ces dernières années, à l'égard de l'acétate de morphine. With allait jusqu'à dire que c'était par les nerfs de la huitième paire que se transmettait au cerveau l'action de l'opium déposé sur l'estomac. On avait prétendu que si l'on coupait les nerfs vagues à un chien après lui avoir donné de l'opium, l'empoisonnement n'avait pas lieu. Cette expérience, répétée par Nysten, n'a pas donné les résultats annoncés ; il a fait, sur un chien, la section des nerfs vagues des deux côtés, et a introduit, dans son estomac, une suffisante quantité d'opium pour l'empoisonner. L'animal est mort au bout de deux heures, après avoir éprouvé les phénomènes ordinaires de l'empoisonnement, tels que l'ivresse, la somnolence, les convulsions. (*Nouveau Bullet. de la Soc. Philom.* 1808.) J'ai fait aussi cette expérience, et l'on a vu que les symptômes de l'empoisonnement par l'opium se sont montrés comme à l'ordinaire, malgré la section des deux nerfs vagues avec perte de substance de plus d'un pouce pour chacun.

Les physiologistes qui pensent que l'opium agit sur le cerveau par l'intermédiaire des nerfs s'appuient sur les considérations suivantes :

1°. La rapidité avec laquelle l'empoisonnement se manifeste ne permet pas de croire que l'absorption et le transport du poison puissent se faire par les lymphatiques, dans lesquels le mouvement des fluides est très-lent.

2°. Il faudrait admettre que l'absorption se fait par les veines, ce qui permettrait bien de conce-

voir la rapidité du développement des phénomènes ; mais l'analyse chimique n'ayant pas démontré la présence de la morphine dans le sang
des animaux empoisonnés par elle ou par ses sels
solubles, cette hypothèse ne paraît pas plus probable que l'autre.

3°. On a isolé le nerf crural sur un chien dans
l'étendue de trois pouces ; on l'a coupé et on en
a plongé le bout dans une solution de quatre
grains d'acétate de morphine. On a eu plusieurs
des symptômes de l'empoisonnement par cette
substance.

Cette expérience curieuse, qui est due à MM. *Deguise*, *Dupuy* et *Leurret*, serait certainement un
des argumens les plus forts en faveur de l'hypothèse que nous examinons ici.

Mais des considérations non moins puissantes
semblent exister en faveur de l'absorption.

1°. Chez aucun animal l'empoisonnement ne
se manifeste immédiatement après l'introduction
de l'opium dans l'estomac ; les phénomènes du
côté du cerveau et de la moelle ne se montrent
qu'un quart-d'heure ou une demi-heure après,
et quelquefois plus tard encore ; c'est-à-dire après
un temps suffisant pour que le sang chargé des
principes actifs absorbés aille les porter sur le
cerveau.

2°. Les phénomènes de l'empoisonnement n'atteignent pas leur plus haut degré d'intensité à l'instant même où ils apparaissent; mais seulement plusieurs heures après; et cependant le poison n'est pas plus en contact avec les nerfs au bout de huit ou dix heures, qu'au bout d'une demi-heure. Il est bien plus probable alors que la surface absorbante introduisant sans cesse de l'opium dans l'économie, les accidens doivent augmenter tant que l'absorption continue de se faire.

3°. Si, au lieu d'employer l'opium ou un sel soluble de morphine, on emploie la morphine pure, l'action est moins prononcée, et surtout bien plus lente, que dans le cas contraire.

4°. En injectant l'opium dans un tronc veineux, les accidens se développent bien plus promptement, et avec plus d'intensité, à doses égales, que par l'empoisonnement ordinaire; et cependant ici l'opium agit sur une surface qui doit avoir des relations sympathiques bien faibles avec le centre encéphalo-rachidien. On conçoit, au contraire, dans l'hypothèse de l'absorption, que l'opium étant porté plus directement dans le torrent circulatoire, et par suite aux organes, les accidens doivent se développer plus rapidement.

Ajoutons à ces considérations, que si l'on fait une application extérieure d'opium sur une partie douloureuse, la douleur est calmée souvent en peu d'instans, et que ce n'est qu'après un certain temps, et si la dose d'opium employée est un peu considérable, que l'on voit les phénomènes se développer du côté du cerveau. Si l'action sur lui dépendait de celle des extrémités nerveuses, elle devrait se montrer dès que l'opium a agi sur les nerfs; c'est-à-dire, dès que la douleur a été calmée; mais il n'en est point ainsi, et il faut attendre que l'opium absorbé arrive au cerveau par la circulation pour le modifier.

Enfin, on a des faits qui semblent prouver indubitablement que l'opium est absorbé. M. Barbier rapporte qu'un enfant fut pris de narcotisme pour avoir sucé le lait de sa nourrice, qui avait pris une dose assez forte de laudanum liquide de Sydenham. Comment nier ici l'absorption du médicament? Quant à la voie par où se feraient l'absorption et le transport rapide des molécules au cerveau et aux autres parties, elle n'est pas difficile à indiquer. On sait maintenant que l'absorption ne se fait pas par des canaux ouverts comme des pores sur les surfaces absorbantes; le tissu aréolaire qui forme la trame de tous nos organes est susceptible d'absorber par imbibition les substances qui sont en contact avec lui; il le fait avec d'autant plus de rapidité qu'elles sont réduites à un plus grand état de ténuité. Les molécules introduites dans les vacuoles du tissu animal rencontrent dans leurs mouvemens des vaisseaux lymphatiques et veineux; elles prennent dès lors une marche déterminée, et arrivent ainsi plus ou moins rapidement au cœur, selon que les vaisseaux qui les charient sont veineux ou lymphatiques.

On a objecté, contre la théorie de l'absorption, que l'opium ou la morphine ne se retrouvent pas dans le sang des animaux empoisonnés par ces substances. Cette prétendue absence pourrait bien tenir à l'insuffisance de nos moyens chimiques; et l'on ne peut pas plus nier, d'après cela, l'absorption de l'opium que celle du camphre, de l'essence de térébenthine, etc., que la chimie ne saurait retrouver dans nos humeurs, et dont l'absorption est indubitable, puisque les matières sécrétées en emportent l'odeur. A mesure que la chimie fait des progrès, on reconnaît que les matières mises en contact avec les corps vivans sont absorbées en nature; des recherches publiées par M. Darcet, dans les Annales de Chimie, nous ont appris l'existence du carbonate de soude dans les urines des personnes qui boivent des eaux chargées de ce sel; ce fait se rattache à des questions de physiologie d'une haute importance; peut-être la chimie sera-t-elle assez avancée un jour pour retrouver dans nos fluides les substances organiques qui sont mises en contact avec nos tissus. Les travaux de MM. Chevreul, Lassaigne et d'autres chimistes français permettent de l'espérer.

§ II.

Sensibilité générale et centre nerveux.

Plusieurs auteurs anciens, Lorry, Tralles, Cullen, Brown, avaient admis dans l'opium une propriété excitante. Ils se fondaient sur quelques-uns des effets observés chez l'homme, et surtout chez le chien, tels que le délire, les convulsions, les soubresauts tétaniques. Ces symptômes semblent tellement dépendre d'une surexcitation cérébro-rachidienne, que l'on est étonné de voir plus tard des observateurs exacts vouloir reconnaître dans l'opium une propriété exclusivement sédative, s'exerçant sur le cerveau comme sur les autres organes. Cependant M. Orfila ne semble pas partager cette opinion, lorsqu'il compare les symptômes de l'empoisonnement par l'opium, chez le chien, à ceux produits par la noix vomique. Il avait si bien senti l'insuffisance de la théorie généralement admise, qu'il disait, dans sa Toxicologie, t. 11 : « L'opium, employé à forte dose, ne doit être rangé ni parmi les narcotiques, ni parmi les excitans ; il exerce un mode d'action particulier qui ne saurait être désigné exactement par aucune des dénominations actuellement en usage dans la matière médicale. »

D'après les faits que nous avons observés sur la série des animaux, il est certain que les phénomènes d'excitation dépendent de l'action exercée par l'opium sur la moelle et sur le cerveau, puisque nous voyons ces phénomènes en rapport avec le degré de développement de ces organes centraux. Ainsi les animaux les plus supérieurs, ceux chez lesquels le cerveau et la moelle sont très-développés, présentent les signes d'excitation cérébro-rachidienne portés au plus haut degré; ils meurent souvent au milieu des accès convulsifs. En descendant, nous voyons ces phénomènes perdre de leur intensité en même temps que le centre nerveux perd de son influence sur l'économie. Chez les reptiles et les poissons, les convulsions sont moins fortes que chez les mammifères; la mort n'arrive jamais pendant les accès. Enfin, dans tout le groupe des animaux sans vertèbres, nous voyons les phénomènes d'excitation manquer en même temps que la moelle et le cerveau.

Au reste, la nature des symptômes aurait dû suffire seule pour faire reconnaître que, chez l'homme et les mammifères, il y avait surexcitation du centre cérébro-rachidien; et l'on ne peut pas concevoir autrement un ensemble de symptômes tels que le délire, les tremblemens, les convulsions, les soubresauts, les contractions tétaniques. Il n'est pas permis de méconnaître là une affection de même nature que le tétanos ou que l'empoisonnement par les substances narcotico-âcres (str ychnine).

Il peut encore se développer des symptômes d'un autre ordre du côté du centre nerveux ; je veux parler de ceux de congestion. Celle-ci est caractérisée par la tension dans la tête, l'injection des conjonctives, la rougeur et le gonflement de la face, les vertiges, le sommeil, l'état apoplectiforme. Elle n'est très-prononcée que chez l'homme, et encore faut-il que l'individu soit dans des circonstances particulières, pour que la congestion soit portée au degré que nous venons d'indiquer.

Dans les mammifères carnassiers, les lobes cérébraux sont encore assez volumineux pour que l'accumulation du sang détermine un commencement de congestion, une sorte de stupeur ou de somnolence, qui n'est pas le vrai sommeil ; mais chez les rongeurs, tout signe de congestion disparaît ; au-dessous, on n'en trouve plus de traces, excepté peut-être chez les oiseaux, dont le cerveau est, en effet, plus volumineux que celui des mammifères, proportionnellement au volume du corps.

MM. Dupuy, Deguise et Leurret disent, en parlant de l'action de l'acétate de morphine sur le cerveau chez les animaux, que cette altération a quelque chose de spécifique : elle ne consiste pas dans une congestion ; car bien que l'injection des capillaires sanguins ait été observée quelquefois, elle ne pourrait être considérée que comme un phénomène concomitant.

Nous voyons, en effet, que la congestion n'est pas liée nécessairement à l'action de l'opium, mais que c'est la surexcitation qui forme le caractère essentiel de sa manière d'agir sur le centre nerveux chez les animaux vertébrés. Ainsi, c'est à tort que l'on a regardé le sommeil, la perte de connaissance et de sensibilité, comme résultant d'une propriété sédative exercée directement sur le cerveau ; et c'est encore à tort que l'on a voulu expliquer, par cette prétendue sédation portée sur le cerveau, la diminution de contractilité musculaire, tout en faisant partir du même organe les spasmes et les convulsions tétaniques.

On pourrait croire que les phénomènes d'excitation se montrent d'abord, parce que le sang n'est encore qu'en petite quantité dans le cerveau lorsque la congestion commence à se faire ; mais alors comment l'excitation existerait-elle quelquefois à un très-haut degré sans congestion ? et toutes les fois que l'excitation arriverait à un degré déterminé d'intensité, pourrait-elle le dépasser sans être suivie nécessairement de la congestion? Or, c'est ce qui n'a pas lieu.

Nous avons donc, chez l'homme, deux ordres de symptômes bien différens et indépendans les uns des autres, pouvant se développer du côté du centre nerveux : les uns de surexcitation, les autres de congestion. De là les nuances infinies que l'on observe dans les empoisonnemens par l'opium.

1°. L'excitation cérébro-rachidienne peut exister seule, ou au moins les symptômes de congestion être assez faibles pour n'être pas appréciables, et alors on n'observe ni rougeur de la face, ni tension dans la tête, ni sommeil. Cette forme a été observée sur l'homme : M. Barbier dit que le sommeil peut manquer à la médication narcotique sans qu'elle cesse d'avoir lieu. On peut trouver des exemples de ce genre dans les sujets irritables, chez les Orientaux, et en général chez les individus qui abusent de l'opium.

2°. La congestion pourra se montrer seule, c'est-à-dire que la compression du cerveau, déterminée par l'afflux du sang, pourra être assez forte pour étouffer les signes d'excitation cérébro-rachidienne, qui n'en existera pas moins. Les cas de ce genre ne sont pas très-rares, et se rencontrent chez les individus pléthoriques ou disposés

à une congestion cérébrale par l'âge, le tempérament ou toute autre cause.

3°. La surexcitation et la congestion pourront
se rencontrer sur le même individu, pourvu que
celle-ci ne soit pas très-forte, et c'est alors que
l'on verra le sommeil agité, interrompu par des
rêvasseries, du délire, des convulsions, etc. Quelquefois même une congestion violente pourra se
dissiper et permettre le développement des symptômes d'excitation qui n'avaient pu se montrer
jusque-là.

§ III.

Cordons nerveux et sensations spéciales.

Nous avons indiqué la perte complète de sensibilité comme un des effets de l'emploi de l'opium
à haute dose ; mais il ne faudrait pas croire que
cette perte de sensibilité dépendît d'une action
sédative exercée sur les nerfs ; elle est le résultat
de la compression à laquelle le cerveau est soumis
lorsque l'afflux sanguin a lieu. Aussi cet effet man-
que-t-il chez l'homme toutes les fois que la congestion n'est pas portée à un certain degré. Il peut
sommeiller et les sensations arriver encore au
cerveau ; quelquefois même la sensibilité de la
peau est augmentée. Il y a de vives démangeaisons
à la face, au scrotum, etc.

Chez les animaux où la congestion manque presque complètement, la sensibilité semble souvent exaltée par l'emploi de l'opium. Un faible choc, un léger bruit suffit pour faire tressaillir un chien qui paraît plongé dans la stupeur; il ouvre les yeux et regarde avec inquiétude ce qui l'entoure. Les sens ont donc conservé leur activité. Ils la conservent lors même que les effets du poison sont arrivés à leur plus haut degré d'intensité, et un faible ébranlement, venu du dehors, suffit souvent alors pour reproduire les accès tétaniques. Ceci tient évidemment à l'état de surexcitation cérébro-rachidienne.

Plusieurs faits mettent cependant hors de doute l'action sédative de l'opium sur les nerfs. L'on voit quelquefois les sensations émoussées, sans que la congestion existe. Nous avons remarqué souvent la dilatation de la pupille chez les animaux; on l'a remarquée chez l'homme avant la congestion. Dans ces cas-là, elle ne peut dépendre que de l'impression moins vive de la lumière sur la rétine. Dans une foule de circonstances où la sensibilité est exaltée dans une partie, l'opium est employé avantageusement, soit à l'intérieur, soit à l'extérieur, pour la ramener à son état normal. Les injections anodines dans l'urètre lorsque la blennorrhagie est très-douloureuse; les applications sur le bulbe d'une dent mis à nu; les frictions opiacées, dans certaines douleurs superficielles; nous fournissent des preuves fréquentes de l'action sédative de l'opium sur les cordons nerveux.

La diminution de sensibilité par l'opium peut donc dépendre de deux causes : 1° de la compression du cerveau qui s'oppose à la perception des sensations; 2° de l'action sédative exercée sur les surfaces sentantes et sur les cordons nerveux, qui diminue la vivacité des sensations, et qui s'oppose à leur libre transmission au cerveau. Cette dernière cause ne paraît pas assez énergique pour anéantir la sensibilité dans une partie, elle l'émousse seulement.

§ IV.

Fibre contractile et contractilité en général.

Un des effets les plus constans que l'on observe après l'emploi de l'opium, c'est l'affaiblissement musculaire très-prononcé qu'il détermine chez tous les animaux. Les mouvemens sont lents et faibles; la marche est chancelante; la prostration peut être portée au point que, si l'on soulève un animal et qu'on veuille le placer sur ses membres, il retombe comme un corps privé de vie, tant les articulations sont flexibles. Cette diminution de forces dans la fibre contractile a lieu également dans les animaux sans vertèbres. On peut dire, d'une manière générale, que, sous quelque forme et par quelque voie que l'opium soit porté dans l'économie, il tend à diminuer la contractilité dans toutes les parties qui jouissent de cette propriété.

C'est là une véritable action sédative s'exerçant directement sur les tissus, et non par l'intermédiaire du cerveau, comme on l'a dit. Comment concevoir, dans cette dernière hypothèse, la sédation qu'exerce l'opium sur la fibre musculaire d'une sangsue, d'une moule, d'un lombric, etc.? Dans aucun de ces êtres, il n'existe de véritable centre nerveux sur lequel l'opium puisse exercer une action sédative qui partirait de là en irradiant sur tous les tissus.

Mais si l'on conçoit la fibre contractile engourdie directement chez les êtres qui manquent de centre cérébro-spinal, pourquoi ne le serait-elle pas directement aussi chez les animaux vertébrés, et pourquoi irait-on chercher l'explication de ce phénomène dans une prétendue sédation du cerveau, tandis que tous les symptômes qui partent de cet organe indiquent sa surexcitation?

Nous admettons donc dans l'opium une propriété sédative puissante, s'exerçant sur les tissus contractiles directement, et non par l'entremise du centre nerveux.

Les auteurs qui, anciennement, n'avaient ob-

servé l'action de l'opium que sur les animaux vertébrés, étonnés de voir en même temps des phénomènes de nature aussi différente que ceux de
surexcitation et de sédation, avaient cru qu'il existait dans l'opium deux principes distincts, l'un
calmant et l'autre irritant. Ils firent de longues
recherches pour extraire ce dernier. On a cru un
moment, il y a quelques années, que la chimie
moderne avait résolu ce problème, et que la narcotine était le principe irritant du système nerveux, dont les effets venaient se compliquer avec
ceux de la morphine, que l'on regardait comme
uniquement sédative. Les expériences que l'on a
faites sur ces deux substances ne permettent plus
d'admettre cette hypothèse ingénieuse ; nous verrons plus tard que la morphine est aussi irritante
pour le centre cérébro-rachidien que l'opium, et
que la narcotine a des effets si variables, que l'on
pourrait croire que c'est une substance dont la
composition n'est pas fixe.

Il faut donc admettre que les symptômes de
surexcitation et que ceux de sédation sont dus,
non à la nature des composans de l'opium, mais
à la nature des tissus sur lesquels il agit. Au reste,
quand il serait prouvé plus tard que l'opium contient un principe irritant, distinct du principe
sédatif, il n'en resterait pas moins démontré que
l'irritation part du centre cérébro-rachidien, et

que la sédation est portée directement sur la fibre contractile.

Il est facile d'expliquer, d'après cela, pourquoi un animal vertébré, empoisonné par l'opium, présente des mouvemens convulsifs si violens, quoique le système musculaire soit très-affaibli. C'est que les convulsions partent du centre nerveux ; le cerveau et la moelle surexcités agissent avec énergie sur les muscles locomoteurs, et les forcent à se mouvoir, quoiqu'ils y soient peu disposés ; mais dès que l'action du centre nerveux sur eux se suspend, les muscles retombent dans l'affaissement.

On dira peut-être qu'il est difficile de concevoir la même substance agissant comme sédative sur un tissu, et comme excitante sur un autre ; mais on conçoit bien moins cette substance agissant tout à la fois comme sédative et comme excitante sur le même organe ; et c'est là ce que l'on serait forcé d'admettre si, comme on l'a fait jusqu'à ce jour, on voulait faire partir du cerveau tous les effets de la médication narcotique.

Cette action de l'opium est très-analogue à celle des poisons narcotico-âcres, de la belladone, que l'on regarde, avec raison, comme un irritant pour la moelle et le cerveau, puisqu'elle cause le délire, les tremblemens, etc., et qui agit pourtant comme sédative sur les tissus et sur les nerfs. C'est un fait bien connu, que son application sur l'œil détermine la dilatation de l'iris en émoussant la sensibilité de la rétine.

Jusqu'à présent j'ai considéré l'action sédative comme s'exerçant immédiatement sur la fibre musculaire ; mais ne se pourrait-il pas que ce fût sur les cordons nerveux que l'opium agît comme sédatif, et que la fibre ne fût paralysée que secondairement ? Cette hypothèse peut expliquer tous les faits comme la première, et l'on peut très-bien concevoir que l'opium soit excitant pour le centre nerveux, et sédatif pour les cordons ; car il est bien démontré que ces organes, quoique concourant à un but commun, sont tout-à-fait indépendans les uns des autres ; qu'ils n'ont rien de commun dans leur organisation ; que souvent le cerveau et la moelle sont malades, les nerfs restant sains, et réciproquement.

Dans l'état actuel de la physiologie, il est difficile de dire si c'est sur les nerfs ou sur les muscles que la sédation a lieu ; il se pourrait que ce fût sur les deux systèmes en même temps.

§ V.

Tube gastro-intestinal et digestion.

Estomac. — On peut rapporter les effets de l'opium sur l'estomac à deux groupes : les uns sont *primitifs*, et dépendent de l'action exercée par l'opium sur les extrémités nerveuses et la fibre contractile de l'estomac ; les autres sont *secondaires*, et produits par la réaction du centre encéphalique sur l'estomac.

Effets primitifs. — Ce sont le sentiment de plénitude dans la région épigastrique ; la suppression de la faim si elle se faisait sentir ; la suspension de la digestion si elle était commencée. Ces effets se montrent au début de la médication, une demi-heure après l'ingestion de l'opium, et quelquefois plus tôt. Ils sont le résultat de l'action immédiate de ce médicament sur les parois de l'estomac, et dépendent de la sédation qu'exerce l'opium sur les nerfs et les muscles avec lesquels il est en contact.

La suspension de la digestion mérite quelque attention. Si l'on coupe les deux nerfs vagues à un chien avec perte de substance, les alimens que l'on introduit dans l'estomac ne sont plus chimifiés. On s'est fondé sur cette expérience, pour dire que l'influence du cerveau était nécessaire à l'action du suc gastrique sur les alimens. On a parlé d'un fluide nerveux, nécessaire à l'accomplissement de la digestion, de la respiration, des sécrétions, etc., sans nier l'existence de ce fluide ; je dirai que l'on peut concevoir la suspension de la digestion dans ce cas , comme après l'emploi de l'opium, par le seul fait de la paralysie de la tunique charnue de l'estomac. Dans les deux cas, le suc gastrique continue à être élaboré et à affluer dans le ventricule ; dans les deux cas, son action chimique s'exerce sur les molécules alimentaires qui se trouvent en contact immédiat avec la paroi de l'estomac, et elles sont chimifiées. Mais l'estomac étant paralysé, la masse alimentaire ne peut pas être agitée ; les parties placées au centre ne se trouvent jamais en contact avec les sucs digestifs, et échappent ainsi à leur action. Le défaut de digestion tient donc à une cause mécanique, et non chimique. J'emprunte cette théorie à M. de Blainville, dont j'invoquerai souvent l'autorité en physiologie. Elle est fondée sur les lois les plus simples de la mécanique et de la chimie, et paraît bien suffisante pour expliquer le fait, sans avoir recours à une cause occulte dont rien ne prouve l'existence.

Effets secondaires. —Ils paraissent dus à la réaction exercée sur l'estomac par l'encéphale lorsque celui-ci a été surexcité. Les nausées, les rapports de matières, les vomissemens, sont des effets secondaires de l'opium sur l'estomac. Ils se montrent ordinairement avec les convulsions et les autres signes de surexcitation : ils existent lors même que l'opium a été introduit dans l'économie par le rectum, par une plaie, par une injection dans les vaisseaux, etc. Ce sont de vraies convulsions de l'estomac, comme l'ont dit MM. Deguise, D. et L., dans leurs Recherches sur l'action de l'acétate de morphine.

Ainsi les vomissemens ne dépendent pas de l'action directe de l'opium sur le tissu de l'estomac, puisque cette action aurait pour effet de détruire le mouvement; ils dépendent de la sur-excitation cérébrale, qui détermine les convulsions de l'estomac, comme celles des muscles locomoteurs.

Nous distinguons de ces vomissemens convulsifs ou secondaires ceux que l'on observe au début de l'empoisonnement chez les carnassiers; ils sont tout-à-fait volontaires, et se font presque par les seuls efforts des muscles du thorax et de l'abdomen. C'est une ressource que la nature devait à ces animaux, en les mettant dans la nécessité de se nourrir de substances putrescibles. Les herbivores jouissent rarement de cette faculté.

Intestins. — La constipation est le résultat presque constant de l'action de l'opium, même à faible dose. Cet effet peut dépendre de deux causes : 1° suppression ou au moins ralentissement du mouvement péristaltique, soit parce que la couche musculaire de l'intestin est paralysée, soit parce que la sensibilité étant émoussée, les fèces ne stimulent plus l'intestin par leur présence ; 2° diminution de l'exhalation sur la surface muqueuse; nous reviendrons plus bas sur cette dernière cause.

§ VI. — *Respiration.*

Action de l'opium sur les phénomènes mécaniques.—Le mécanisme de la respiration étant, chez tous les animaux vertébrés, le résultat d'une action musculaire, il est évident que l'opium doit, par son action sédative sur la fibre contractile, diminuer ou affaiblir les mouvemens de l'appareil respiratoire.

Cet effet est peu sensible lorsque l'opium est employé à doses assez faibles pour ne produire que le premier ou le deuxième degré de la médication narcotique. Mais si la dose est suffisante pour déterminer l'empoisonnement, ce ralentissement de la respiration devient très-prononcé. Nous avons vu les mouvemens des côtes se réduire, sur un chien, de trente-cinq à dix-sept par minute ; sur un lapin, de soixante à quinze ou dix-huit, etc.

Ces premier changemens sont en rapport avec l'affaiblissement musculaire général ; mais d'autres causes peuvent encore agir sur les phénomènes mécaniques de la respiration.

Si la congestion cérébrale est très-forte, la

compression subite du cerveau augmente la difficulté des mouvemens de la poitrine ; la respiration devient profonde , râlante comme dans l'apoplexie. Lorsque l'animal meurt dans les accès convulsifs , les spasmes qui ont lieu dans les muscles soumis à l'empire de la volonté se montrent aussi dans ceux de la poitrine ; le diaphragme et les intercostaux n'exécutent plus que des mouvemens inégaux , entrecoupés , quelquefois suspendus par momens. Pendant les accès tétaniques , on voit lethorax , immobile , participer à la raideur de la colonne vertébrale et des membres ; chez les lapins , le défaut d'air est annoncé par les bâillemens. Enfin , dans l'empoisonnement avec prostration profonde , les inspirateurs participent au relâchement général ; le ralentissement de la respiration , que nous avons dit exister au début, augmente de plus en plus ; les mouvemens des côtes deviennent si faibles qu'à peine peut-on les apercevoir ; ils se suspendent même tout-à-fait quelque temps avant la mort sur les reptiles , dont la vie ne dépend pas aussi immédiatement de la respiration que chez les mammifères et les oiseaux.

Ce n'est pas seulement sur les phénomènes visibles du mécanisme de la respiration qu'agit l'opium à haute dose. Le larynx, la trachée, les bronches sont pourvus de fibres musculaires, reçoivent des filets nerveux venant du cerveau et de la moelle, des branches considérables du pneumo-gastrique.

Cet appareil de mouvemens est indubitablement chargé d'une action particulière et nécessaire au parfait exercice de la respiration.

Les physiologistes qui admettent la nécessité de l'influence du cerveau sur les changemens chimiques de nos fluides pendant la vie, sur les sécrétions, etc., pourront dire que l'opium, suspendant l'innervation dans l'appareil pulmonaire, s'oppose à l'oxigénation du sang. Sans recourir à cette explication, on peut dire que l'opium paralyse la couche musculaire des voies aériennes, et que l'action de ces fibres, quelle qu'elle soit, étant suspendue, la respiration est encore modifiée par cette cause. Ce qui est certain, c'est que l'opium agit d'une manière très-énergique sur l'appareil laryngien. On en a la preuve chez l'homme par l'aphonie, qui a été observée comme un des symptômes de l'empoisonnement. Chez les amphibiens, et surtout chez les poissons, où la respiration est confiée à cet appareil dont les mouvemens sont visibles à l'extérieur, on peut s'assurer que l'opium les ralentit beaucoup et les supprime même complètement long-temps avant la mort.

Ne seroit-il pas permis de penser, d'après ces

considérations, que chez les mammifères les mouvemens de systole et de diastole , que M. Legallois et M. Magendie ont prouvé exister dans la
glotte , et peut-être d'autres mouvemens nécessaires à l'exercice de la respiration , sont affaiblis
ou suspendus , et concourent, avec la paralysie
des muscles inspirateurs , à produire les symptômes d'asphyxie qui précèdent ordinairement la
mort par l'empoisonnement avec l'opium.

Phénomènes chimiques de la respiration.—Nous
venons de dire que des physiologistes avaient sup-
posé, après l'emploi de l'opium , la suspension
d'une action particulière du cerveau , qui serait
nécessaire à la combinaison de l'oxigène avec le
sang dans les poumons. Mais , sans cela , on conçoit très-bien que les phénomènes mécaniques
de la respiration ne peuvent pas être ralentis sans
que les effets chimiques diminuent proportionnellement. De là les signes d'asphyxie observés
avant la mort et les lésions trouvées dans l'appareil circulatoire chez les individus empoisonnés
par l'opium. Lésions tellement semblables à celles
qui se voient dans l'asphyxie , que l'on pourrait
presque regarder la mort comme due à cette
cause dans l'empoisonnement. Nous reviendrons
sur ce sujet , après avoir étudié les changemens
dans la circulation.

§ VII.—*Absorption.*

On avait dit *à priori* que l'opium diminuant la contractilité dans les petits vaisseaux , l'absorption devait perdre de son activité par son influence. Cela pourrait être vrai , si l'absorption était le résultat d'une action exercée par le tissu vivant sur les molécules à absorber ; mais il est fort probable que l'absorption est un phénomène purement physique, une simple imbibition moléculaire qui se fait dans les tissus assez poreux ou spongieux pour la permettre. Aussi l'opium ne paraît pas avoir d'influence sur l'absorption. Lui-même, à ce qu'il paraît, est absorbé par nos tissus. On ne peut donc pas dire qu'il s'oppose à cette fonction.

Il semblerait la favoriser dans quelques cas. Dans le choléra-morbus , dans certaines inflammations de l'estomac , où la sensibilité exaltée fait soulever l'organe contre toute substance mise en contact avec lui ; il suffit souvent de quelques doses d'opium pour calmer les accidens. Les boissons aqueuses , qui jusque là avaient été rejetées , peuvent séjourner dans l'estomac et être absorbées. Dans certaines dyssenteries, avec tenesme , l'intestin ne pourrait par garder les lavemens et les absorber , si on n'avait la précaution d'y ajouter quelques gouttes de laudanum. Dans ces cas-là , l'opium agit en émoussant la sensibilité de la surface absorbante, en paralysant la fibre musculaire , en facilitant ainsi le séjour des liquides , et par suite leur absorption. Je ne donne pas ces faits pour prouver que l'opium rend l'absorption plus active , mais seulement pour prouver qu'il ne l'empêche pas.

§ VIII. — *Circulation.*

Les auteurs s'accordent peu sur la manière dont l'opium agit sur la circulation. Suivant les uns , elle est toujours ralentie ; selon d'autres, toujours accélérée; d'autres disent qu'elle est tantôt lente , tantôt accélérée. Presque tous s'accordent à dire que le pouls est inégal , irrégulier, petit et serré au début, et ensuite plein et souple.

Toutes les fois que j'ai eu l'occasion d'observer les effets de l'opium sur l'homme, j'ai trouvé le pouls petit, lent et irrégulier au début. Chez les animaux, j'ai vu souvent la circulation accélérée; mais encore les contractions du cœur étaient, comme chez l'homme, affaiblies et irrégulières au début. Cet effet tient évidemment à la sédation exercée par l'opium sur les fibres du cœur; et quant à l'accélération qui a lieu quelquefois , M. Barbier pense qu'elle n'indique pas une puissance excitante, et qu'elle est souvent un symptôme de faiblesse. Ce qui confirmerait cette opinion, c'est que l'on voit souvent les mouvemens du cœur s'accélérer peu de temps avant la mort, quoique les battemens soient de plus en plus faibles.

L'opium, en agissant sur le tissu du cœur, détermine donc son affaiblissement, d'où résultent des contractions petites et irrégulières, qu'elles soient d'ailleurs ralenties ou accélérées. Si la dose d'opium employée est très-faible, il n'y a pas d'autre effet produit : dans le cas contraire, cet état ne persiste pas long-temps ; l'on voit bientôt l'artère acquérir de la plénitude et de la souplesse, et les pulsations se ralentir si elles étaient accélérées. *Wirtensohn* a donné de ce fait l'explication la plus satisfaisante, en disant que lorsque la puissance stupéfiante de l'opium s'est étendue à tous les tissus, les vaisseaux capillaires perdent leur tonicité, et que leurs parois relâchées n'agissant plus sur le sang qui afflue dans leur intérieur, il s'y accumule, distend les tissus et détermine un gonflement général à la périphérie. Le sang arrêté dans les capillaires devient un obstacle pour celui que le cœur y envoie continuellement ; de là, la plénitude de l'artère, qui reste pourtant souple, parce que le cœur agit trop faiblement pour lui donner de la dureté.

Cette théorie explique très-bien la stase sanguine dans les capillaires, et par suite les engorgemens de la périphérie; mais elle n'explique pas l'accumulation du sang noir dans les gros troncs veineux et dans les cavités droites du cœur; cet effet tient évidemment à l'obstacle que le sang trouve à traverser les poumons, dont nous avons vu les fonctions suspendues, ou au moins ralenties mécaniquement; et cette cause s'ajoute à la perte de tonicité des capillaires pour augmenter les engorgemens dans les corps caverneux, à la face, dans les muqueuses, en un mot, dans tous les tissus dont l'organisation le permet. Ainsi, gonflement de la face, gonflement et presque érection des lèvres et de la langue, érection du pénis, etc.

On doit donc distinguer deux périodes pendant l'action de l'opium sur la circulation. Dans la première, il semble que le sang reste dans les tissus profonds, ou au moins il ne se porte pas au dehors plus qu'à l'ordinaire; le pouls est petit, concentré, la peau sèche; quelquefois de petits frissons se font sentir. Dans la deuxième période, la réaction a lieu en sens inverse, les fluides arrivent à la circonférence, ils s'y accumulent; le cœur fait effort et tend à augmenter ce mouvement; la peau rougit, s'échauffe, la sueur coule en abondance.

On pourrait, d'après ce que nous avons dit sur les changemens apportés dans la circulation et la respiration, établir un parallèle, qui ne manquerait pas d'exactitude, entre la mort par asphyxie et l'empoisonnement par l'opium; on pourrait même rapporter aux différentes formes d'empoisonnement des formes d'asphyxie à peu près analogues.

L'empoisonnement avec congestion cérébrale présente plus d'une similitude avec la forme d'asphyxie la plus ordinaire dans la suspension. Dans les deux cas, on observe tuméfaction de la face, de la langue, des lèvres, coloration violacée de ces parties, gonflement du cou, érection du pénis, etc. Cette forme d'empoisonnement présenterait aussi quelque ressemblance avec certaines asphyxies par gaz non respirables, tels que l'acide carbonique. L'idiotie consécutive et trop souvent incurable qui a été observée dans les deux cas, n'est pas une des moindres similitudes; elle paraît dépendre de la compression subite et prolongée à laquelle le cerveau a été soumis.

L'empoisonnement avec surexcitation nerveuse est très-analogue à l'asphyxie déterminée par l'emploi de la strychnine. Nous avons déjà indiqué l'opinion de M. Orfila à cet égard; elle est fondée sur des analogies frappantes; dans les deux empoisonnemens, on observe des convulsions, des mouvemens tétaniques, des soubresauts, comme ceux produits par une décharge électrique, etc. On pense généralement que la strychnine agit plus sur la moelle que sur le cerveau ; ce serait le contraire pour l'opium ; cependant plusieurs auteurs, Wepfer entre autres, disent positivement que la noix vomique, l'upas, etc., agissent sur le cerveau autant que sur la moelle épinière, et ces auteurs citent, à l'appui de leur opinion, des cas où la fève Saint-Ignace, la noix vomique, ont causé, chez l'homme, le délire, la perte de connaissance, etc. Quant aux lésions cadavériques, il serait difficile de distinguer si un animal a été empoisonné par la strychnine ou par l'opium. Dans les deux cas, la tête est renversée sur le dos, la colonne vertébrale tend à se redresser, les membres sont raides, écartés, etc.

La troisième forme d'empoisonnement par l'opium pourrait se rapporter à quelques asphyxies dans lesquelles la face est pâle, la peau généralement décolorée, les muscles flasques et relâchés. Cette forme paraît dépendre de l'état particulier de l'individu et des circonstances qui ont précédé la mort, plutôt que de la cause ; on peut la rencontrer dans les asphyxies par submersion, par le charbon, etc.

Ces symptômes et ces lésions permettent-ils de regarder la mort comme dépendante de l'aphyxie chez les mammifères et les oiseaux ? On l'a dit pour la noix vomique, mais je n'ose l'affirmer pour l'opium. L'introduction du poison dans l'économie est une cause plus que suffisante.

Je remarquerai pourtant que les reptiles et les amphibiens, qui peuvent rester long-temps sans respirer, échappent toujours aux premiers symptômes de l'empoisonnement; et quoique la diminution d'influence du centre cérébro-spinal y soit pour beaucoup, l'absence d'asphyxie pourrait y contribuer aussi.

§ IX.—*Nutrition.*

L'opium paraît exercer une influence funeste sur la nutrition; c'est au moins ce que l'on est porté à conclure de l'observation des individus qui en font un usage excessif. Les Orientaux qui en abusent sont maigres et décharnés. Nous nous rappelons que des enfans, empoisonnés lentement par l'opium, mouraient aussi dans un état de maigreur extrême. Dirons-nous, avec plusieurs médecins, que ces effets ont lieu parce que le cerveau, moins vivant, envoie moins de principe de vie aux divers tissus, et ralentit ainsi les actes organiques? Mais si, comme tout porte à le croire, la nutrition et l'assimilation ne sont que les résultats d'un mouvement de composition et de décomposition chimique, s'exerçant entre les fluides et les tissus, l'influence du cerveau doit être nulle sur ces fonctions. On concevrait mieux cet effet par l'action sédative que l'opium exerce directement sur les organes, et encore mieux par la surexcitation trop fréquente du système nerveux central, et par l'état presque pyrétique dans lequel doit se trouver habituellement l'individu qui abuse de l'opium.

§ X. — *Sécrétions et exhalations.*

La dépendance réciproque dans laquelle se trouvent plusieurs de ces fonctions me force à les réunir pour rendre l'exposition des faits plus facile.

Tous les auteurs qui ont écrit sur l'opium se sont accordés à dire que ce médicament diminuait les sécrétions et la plupart des exhalations, la sueur exceptée. Ils expliquent cette diminution en disant que l'action vitale, affaiblie par l'opium, fait tomber les glandes et les surfaces exhalantes dans une sorte d'inertie, pendant laquelle elles cessent de fournir leurs produits habituels. Nous allons examiner successivement chacune des sécrétions et exhalations pour voir si cette opinion doit être admise telle qu'on la présente ordinairement.

1°. *Sécrétion des larmes.* — Aucun auteur, je crois, n'a conservé des faits tendant à prouver la diminution ou l'augmentation de la sécrétion lacrymale par l'emploi de l'opium. Aucun d'eux n'a vu la conjonctive plus sèche, aucun n'a vu de larmoiement qui indiquât une augmentation de sécrétion. La glande lacrymale est donc peu influencée dans sa sécrétion par l'opium ; ou plutôt, rien ne porte à admettre cette influence.

2°. *Sécrétion de la salive.* — Il semble d'abord, que la sécheresse de la bouche et du pharynx, après l'emploi de l'opium, doive dépendre de la diminution dans la sécrétion des glandes salivaires. J'ai fait usage de ce médicament un assez grand nombre de fois, et j'assure, que je n'ai jamais ressenti de sécheresse qu'au pharynx et sur la face supérieure de la langue ; ce qui me ferait croire que la suppression des fluides portait sur ceux de la membrane muqueuse qui tapisse ces parties, et non sur les glandes salivaires. Certainement, la salive n'afflue pas dans la bouche pendant que l'action de l'opium s'exerce sur l'économie ; mais ni la mastication, ni la présence d'alimens ne provoquant cette sécrétion , est-il étonnant qu'elle reste peu abondante ? Des praticiens, guidés par le principe admis que l'opium diminue les sécrétions, ont essayé ce médicament contre la salivation mercurielle , et n'en ont pas obtenu les effets désirés. Voici ce que dit à ce sujet M. Lagneau. « L'opium, donné en substance à l'intérieur, a aussi été recommandé par Boerhaave pour calmer la salivation : mais les essais qui ont été entrepris à l'hospice des vénériens, pour constater les bons effets de ce médicament, n'ont pas été favorables à sa vertu anti-sialagogue. Son emploi n'a jamais diminué l'abondance de la sécrétion salivaire, quoiqu'on l'ait donné, ainsi que le conseille Boerhaave lui-même, à la dose d'un grain, répétée quatre à cinq fois par jour. »

Enfin, s'il faut en croire Thom. Theussing, l'opium produirait quelquefois la salivation, à la manière du mercure.

3°. *Sécrétion pancréatique.* — Les changemens qui peuvent arriver dans le pancréas nous échappent entièrement. On ne peut donc pas savoir si l'opium en apporte dans la sécrétion normale de cette glande, et l'on ne peut rien dire de son action sur elle.

4°. *Sécrétion biliaire.* — Aucun fait ne prouve que la sécrétion de la bile soit diminuée par l'opium ; on ne remarque après son usage ni coloration en jaune des conjonctives et de la peau, ni déjection de matières alvines, blanchâtres ou grisâtres, ni rien qui prouve que la sécrétion de la bile soit diminuée. Il est vrai que les digestions sont dérangées, mais c'est par l'action de l'opium sur l'estomac, et non par défaut de bile. J'ai ouvert un grand nombre d'animaux de différentes classes, empoisonnés par l'opium, et je n'ai jamais vu, chez ceux qui ont une vésicule biliaire, qu'elle fût moins pleine qu'à l'ordinaire. D'ailleurs, je répète que la coloration, brune ou jaune, des matières excrémentitielles, semble mettre hors de doute la non-suppression de cette sécrétion.

Kaw Boerhaave différait des autres auteurs, sous ce rapport, et croyait que l'opium augmentait la sécrétion de la bile; il se fondait sur ce qu'il avait trouvé une fois beaucoup de bile dans la vésicule, le canal cholédoque et le duodénum d'un chien empoisonné par l'opium. Je crois que cette opinion ne pourrait pas mieux que la première être établie sur des faits bien observés.

5°. *Sécrétion urinaire.* — C'est surtout dans cette sécrétion qu'il doit y avoir une diminution considérable, suivant les auteurs; ce n'est, en effet, que sur elle et sur l'exhalation intestinale que l'on avait pu se fonder pour attribuer à l'opium la propriété de diminuer toutes les sécrétions.

Dans le plus grand nombre des cas, l'opium, employé à dose suffisante, diminue la quantité des fluides rejetés par la vessie, et rend ces fluides troubles et épais. Cela prouve-t-il un changement dans la sécrétion des reins ?

Depuis long-temps, les physiologistes ont admis deux sortes d'urines, qu'ils ont appelées urines de la coction et urines de la boisson. Ils donnent ce premier nom aux urines troubles, chargées et médiocrement abondantes, qui sont réjetées le matin après le repos au lit, surtout lorsque l'on a été couvert chaudement pendant la nuit. Pour eux, le type des urines de la boisson, ce sont celles que l'on évacue en quantité assez considérable immédiatement après le repas, ou peu de temps après avoir pris de grandes quantités de limonade ou d'autres boissons aqueuses.

Depuis long-temps aussi, les pathologistes ont remarqué que lorsque la sueur est abondante, la quantité des urines est diminuée, et qu'elles deviennent troubles et épaisses; c'est-à-dire, qu'elles présentent les caractères des urines de la coction. Ils savent que réciproquement la suppression de la transpiration cutanée augmente la quantité des fluides que la vessie évacue, et que ces fluides sont alors plus aqueux. On avait remarqué ces faits et leur corrélation, mais on était loin d'en donner une explication satisfaisante; on se bornait à dire : les urines sont troubles et peu abondantes dans tels cas ; elles sont claires et aqueuses dans tels autres ; leur quantité est en raison inverse de celle de la sueur, etc. C'est à M. de Blainville que l'on doit l'explication de tous ces faits.

Pour lui, il n'y a d'urines que le fluide animalisé, trouble ; sorte de détritus de l'organisation, séparé par les reins et versé par eux dans la vessie au moyen des uretères. Ce fluide est le seul qui suive cette voie pour arriver dans la vessie; il constitue les urines de la coction. Quant à celles de la boisson, il pense que c'est une simple exhalation de sérosité qui se fait dans le péritoine. Ce liquide séreux transsude au travers des parois de la vessie; ou, si l'on veut, est résorbé par la portion de péritoine qui recouvre la vessie, et va s'accumuler dans cette poche, où il délaye l'urine sécrétée par les reins, pour de là être versé au dehors. Ce n'est pas ici le lieu de développer les raisons nombreuses qui portent à admettre cette théorie; elle est fondée sur une foule de preuves tirées de l'organisation de différens animaux; et elle rend raison de la manière la plus satisfaisante de tous les phénomènes physiologiques et pathologiques.

Cela posé, voyons ce que nous devons penser de l'opinion généralement admise jusqu'à ce jour sur la diminution de l'urine après l'emploi de l'opium. Nous avons dit que lorsque l'opium détermine une diaphorèse abondante, il y a diminution dans la quantité des urines; mais nous avons vu aussi qu'elles étaient troubles et concentrées. C'est dire assez que la partie aqueuse seule est diminuée, que les reins ont continué leurs fonctions, et ont élaboré les urines comme à l'ordinaire ; mais que le mouvement de périphérie imprimé au sang s'étant terminé par les sueurs, la sérosité a été enlevée à l'économie par cette voie. Cela est si vrai, que, si la sueur n'a pas lieu, les urines ne sont ni diminuées ni plus chargées qu'à l'ordinaire, quelle qu'ait été la dose d'opium employée.

Voilà pourquoi, chez les chiens, les chats, les lapins, nous avons toujours trouvé la vessie pleine. La sueur ne pouvant pas se faire par la peau, chez ces animaux, elle se faisait sur le péritoine ; la sérosité passait de là dans la vessie, ce qui explique tout à la fois et la limpidité, et la quantité considérable de l'urine. Quant à son accumulation, elle dépendait de ce que la sensibilité de la membrane muqueuse vésicale était émoussée, et de ce que la couche musculaire était paralysée. Nous allons voir bientôt que les autres séreuses fournissaient aussi à l'exhalation, chez les mammifères. Chez l'homme, on peut voir des faits analogues. La sueur peut manquer à la médication narcotique, et alors les urines seront abondantes et aqueuses. M. Bailly a vu un fait de ce genre, après l'emploi de la morphine. Willis rapporte (*Phamarceut. rationn.*) qu'un hydropique, las de ses maux, voulant se donner la mort, employa à plusieurs reprises des quantités d'opium insuffisantes. Il augmenta successivement la dose, jusqu'à un degré assez élevé pour amener des sueurs excessives et des urines si abondantes, qu'il fut guéri presque subitement. Comment expliquer ces urines abondantes, si l'opium diminue l'action des reins? L'on conçoit très-bien au contraire, par la théorie de M. de Blainville, que l'impulsion déterminée dans la circulation par l'opium a pu pousser au dehors cette masse de liquides, et que la peau ne suffisant pas seule à évacuer promptement toute la sérosité, la vessie est venue à son secours, en absorbant de son côté dans le péritoine une portion du liquide qui y était amassé.

On ne peut donc pas regarder comme démontrée cette opinion, que l'opium diminue l'activité de la sécrétion des reins. Tout porte au contraire à croire que cette sécrétion reste la même; mais que lorsque l'opium pousse les fluides à la périphérie, ceux-ci se déchargeant de leur sérosité superflue par la surface cutanée, l'exhalation qui se fait ordinairement dans la vessie, pour être rejetée par l'urètre, est diminuée d'autant.

6°. *Sécrétion spermatique.* — Le penchant aux plaisirs de l'amour, que les Turcs éprouvent par l'emploi de l'opium, n'indique pas une augmentation dans la sécrétion du fluide spermatique. Il suffit de la stimulation cérébrale, pour expliquer ces désirs passagers, et de la stase, dans les tissus érectiles, pour expliquer les érections , comme l'a dit M. Barbier.

La diminution de la sécrétion spermatique , n'est pas mieux prouvée que son augmentation. Cependant cette sécrétion n'étant, pour ainsi dire, que le superflu de l'organisation et le délabrement des grands viscères, portant ordinairement sa première influence sur l'appareil génital, il se peut que le fluide spermatique diminue en quantité, chez les individus qui abusent de l'opium au point de porter le marasme à un certain degré.

7°. *Sécrétion du lait.* — On a peu de faits relativement à l'influence que l'opium peut exercer sur la sécrétion du lait. Nous avons déjà cité une observation de M. Barbier, qui a vu un enfant pris de narcotisme, pour avoir sucé le lait de sa nourrice, qui avait pris une dose assez forte de laudanum. Il ne dit pas que la sécrétion du lait ait été diminuée. L'opium n'a jamais été regardé comme anti-laiteux. Linné (*Amœnit. Acad.*), dans un petit Mémoire sur l'opium , en disant que ce médicament diminue les autres sécrétions, ajoute qu'il augmente celle du lait. Geoffroy (*Mat. med.*, t. II.), dit aussi que l'opium augmente la sécrétion du lait et fait gonfler les mamelles. Ni l'un ni l'autre n'appuient leur opinion sur des faits.

8°. *Exhalation muqueuse bronchique.*—L'opium ne paraît pas diminuer l'exhalation bronchique; il facilite souvent l'expectoration, soit qu'il rende cette exhalation plus abondante, soit plutôt qu'il rende la toux moins douloureuse en diminuant l'éréthisme qui peut exister sur la muqueuse.

9°. *Exhalation du tube digestif.*—L'opium paraît dessécher toute la muqueuse gastro-intestinale, comme nous avons vu qu'il causait la sécheresse de la bouche et du pharynx.

Nous avons dit que le mouvement de périphérie des fluides, en déterminant la sueur, diminuait l'exhalation aqueuse dans la vessie. Ce mouvement de périphérie diminue de même l'exhalation qui se fait habituellement dans l'intestin. La sueur intestinale, pour me servir de l'heureuse expression de M. de Blainville, est en effet en rapport inverse dans sa quantité avec celle de la peau, comme le prouve la sécheresse cutanée, qui suit toujours l'emploi des purgatifs ou les évacuations intestinales abondantes. Sa suppression peut contribuer à produire la constipation, parce que les matières, ne pouvant plus glisser sur la muqueuse, circulent lentement, s'accumulent dans le gros intestin, où l'absorption achève de leur enlever l'humidité qu'elles pouvaient contenir; et elles ne sortent du rectum que dessé-

chées et dures. Ainsi s'expliquent tout à la fois la
sécheresse du pharynx et la constipation. Celle-
ci dépend, en outre, comme nous l'avons déjà
dit, d'une diminution dans le mouvement péristaltique et dans la sensibilité de l'intestin. L'o-
pium, en déterminant la sueur, agit donc, par
rapport à l'intestin, d'une manière inverse à un
froid vif et subit qui détermine une selle chez une
personne habituellement constipée.

Cette théorie est confirmée par ce que nous
avons vu chez les oiseaux. La peau ne peut pas
servir chez eux à la sueur ; ils manquent de vessie
pour recevoir l'exhalation séreuse ; celle-ci se fait
sur l'intestin, s'accumule dans sa cavité, et devient la source de cette quantité de matières liquides que nous avons trouvée constamment dans
le tube digestif, et qui s'évacue même en partie
pendant la vie.

10°. *Exhalation cutanée.* — Il nous reste maintenant peu de chose à dire sur la sueur. Nous
savons qu'elle dépend du mouvement de périphérie imprimé au sang, et de sa stase dans les
capillaires ; qu'elle coïncide avec la plénitude du
pouls ; que, lorsqu'elle est abondante, elle détermine la sécheresse de la bouche et du pharynx,
celle du conduit intestinal, la concentration des
urines. Nous savons, enfin, que le péritoine serait probablement la surface exhalante supplé-

mentaire de la peau , si cette membrane s'opposait à l'écoulement de la sérosité contenue dans l'économie.

11°. *Exhalations internes ou séreuses.*—J'ai trouvé souvent, sur les mammifères, des épanchemens séreux dans l'arachnoïde et dans le péricarde. On en a trouvé quelquefois dans l'arachnoïde, chez l'homme. Quand ils sont abondans, ils peuvent contribuer à produire l'assoupissement et les symptômes de congestion par la compression qu'ils déterminent. Ceux du péricarde peuvent peut-être modifier les mouvemens du cœur et gêner la circulation.

Jamais chez l'homme, ni chez les animaux, on n'a observé, je crois, d'épanchement de sérosité dans les plèvres ou dans le péritoine.

A quoi tiennent les épanchemens séreux après l'emploi de l'opium ; et pourquoi n'ont-ils jamais lieu dans les dernières cavités que nous venons d'indiquer ?

Il est fort probable qu'ils sont le produit du mouvement de périphérie imprimé au sang. Ce fluide, accumulé dans les capillaires, les distend ; sa portion la plus séreuse transsude au travers de leurs parois, et se dépose dans les cavités séreuses, surtout si la peau ne peut lui fournir une issue. On trouverait probablement aussi de la sérosité épanchée dans le péritoine, chez les animaux qui ne transpirent pas, si la vessie ne servait de diverticulum au liquide. Quant à l'absence constante de sérosité dans les plèvres, il me paraît difficile de l'expliquer.

Pour résumer ce qui a rapport aux sécrétions et aux exhalations, on peut dire, 1° que l'opium paraît avoir peu d'action sur les glandes, et que rien n'indique un changement dans la nature ou dans la quantité de leur sécrétion (*); 2° que son action sur les exhalations est plus marquée; qu'il augmente ordinairement celle de la peau chez l'homme en diminuant celles de l'intestin et du péritoine; 3° que, chez les animaux qui ne transpirent pas, il augmente constamment l'exhalation dans le péritoine, et souvent dans l'arachnoïde et le péricarde; et que de plus, chez certains mammifères (chiens), il peut déterminer une exhalation sur la muqueuse de la langue et de la gueule; ce qui tient à leur organisation spéciale.

Un grand nombre d'auteurs disent que les fluides rejetés au-dehors, après l'emploi de l'opium, en exhalent l'odeur d'une manière très-prononcée. Ce serait un fait à ajouter aux preuves nombreuses de l'absorption du médicament.

(*) Il tendrait peut-être à en augmenter la quantité, si, comme le pense M. Jacobson, c'était le sang veineux qui en fournissait les matériaux.

Ici se termine la partie physiologique de cette dissertation relativement à l'opium. Il reste à faire l'application des connaissances que nous pouvons avoir sur son mode d'action, à la thérapeutique; mais nous devons attendre pour cela peu de secours des expériences sur les animaux; cette partie ne peut être étudiée convenablement que sur l'homme même, et demanderait, pour être éclaircie, des observations nombreuses, faites par des praticiens éclairés. Ne pouvant remplir ce cadre aussi complètement que je l'aurais désiré, je me bornerai à quelques considérations :

1°. Sur les différences que présente l'action de l'opium suivant les formes pharmaceutiques sous lesquelles on l'emploie ;

2°. Sur l'opium indigène ;

3°. Sur l'emploi de l'opium à l'extérieur ;

4°. Sur son emploi dans le traitement des maladies ;

5°. Sur le traitement de l'empoisonnement par l'opium.

CHAPITRE IV.

DIFFÉRENCES QUE PRÉSENTE L'ACTION DE L'OPIUM SUIVANT LA FORME PHARMACEUTIQUE, ET SUIVANT QU'IL EST EXOTIQUE OU INDIGÈNE.

§ Ier.

Formes pharmaceutiques.

JE n'examinerai que les préparations d'opium les plus fréquemment employées en médecine, en les rapportant à l'extrait aqueux, dont l'action déjà connue va nous servir de type.

Sirop d'opium. — Il se prépare en ajoutant à un sirop de sucre deux grains d'opium par once de sirop.

Teinture de Rousseau. — On met fermenter du miel dans de l'eau : on y ajoute l'opium, et ensuite de l'alcool dans des proportions telles que l'on a trois grains d'opium dans vingt gouttes de cette liqueur. Il en faut environ sept gouttes pour avoir un grain d'opium.

Ces deux préparations ne diffèrent de l'extrait aqueux d'opium que par l'état liquide, et doivent évidemment agir de la même manière. Elles ont sur lui l'avantage de pouvoir être employées facilement dans les potions; et la teinture de Rousseau, dans les lotions, les injections, les lavemens, etc. Cette dernière contient une petite quantité d'alcool qui doit avoir peu d'influence sur son action. On est obligé de l'y ajouter pour prévenir sa décomposition.

La solution du docteur Chaussier est tout-à-fait dans le même cas.

L'opium ainsi dissous ne doit-il pas être absorbé un peu plus rapidement qu'à l'état solide ? *Ettmuller* dit qu'à l'état de bol, l'opium émousse davantage la sensibilité de l'estomac, agit sur lui plus fortement que de toute autre manière. *Tralles* pense aussi que l'opium solide agit plus fortement sur l'estomac. *Wedelius* le conseille sous cette forme contre les vomissemens spasmodiques et la boulimie. Il le croit plus actif, dans ce cas. Si ces observations sont exactes, c'est peut-être au séjour plus long-temps prolongé de l'opium dans l'estomac qu'il faut attribuer cette différence.

Teinture d'opium. — Extrait aqueux d'opium, trente grammes; alcool à vingt-deux degrés, trois cent soixante grammes. Faites digérer dans un matras fermé, pendant un jour ou deux; filtrez. Cette solution contient un douzième d'opium. Ainsi, vingt-quatre gouttes pesant douze grains contiennent un grain d'extrait d'opium.

(231)

Laudanum liquide de Sydenham. — On fait macérer pendant quelques jours, au soleil, de l'opium, du safran, de la cannelle et des gérofles, dans du vin blanc de Malaga. On agite de temps en temps, et on filtre. L'opium entre pour un seizième dans cette composition. Vingt gouttes pèsent quinze grains, et contiennent près d'un grain d'opium en solution.

Nous avons à examiner ici l'action de l'opium, celle du véhicule qui le tient en dissolution; et dans le laudanum celle des autres composans qui le constituent.

On s'accorde généralement à dire que l'union de l'opium au vin, ou à l'alcool, ne change point son mode d'action. On emploie journellement le laudanum et la teinture thébaïque, soit à l'intérieur, soit à l'extérieur, dans les cas où l'opium est indiqué, et on en obtient les mêmes effets. Seulement on a remarqué que ces préparations alcooliques agissent bien plus rapidement que ne le ferait toute autre préparation narcotique.

On a cru distinguer que la force active de l'opium, et celle de l'alcool se développaient successivement; que l'on avait deux médications indépendantes, le véhicule déployant d'abord sa puissance diffusible, et la propriété sédative de l'opium se manifestant plus tard. Cela paraît difficile à concevoir; il faudrait donc supposer que

l'alcool, en pénétrant dans les tissus, abandonne-
rait l'opium qu'il tient en dissolution, et que
celui-ci ne serait absorbé qu'après un certain
temps. Mais alors quels effets généraux pourrait-
on attendre de quinze ou vingt gouttes de vin ou
d'alcool, dépouillées du principe narcotique ; et
comment cette faible dose produirait-elle des
changemens aussi remarquables que ceux qui se
montrent peu d'instans après l'administration de
cette quantité de laudanum ? N'est-il pas plus probable que l'opium reste uni à l'alcool ; qu'il est
absorbé en même temps que lui, et que la propriété expansive du dissolvant en imprègne tous
les tissus en quelques instans ?

D'après cela, on devrait peut-être préférer les
solutions alcooliques à toute autre préparation,
dans le cas où l'emploi de l'opium serait urgent ;
dans certaines névroses connues sous le nom d'attaques nerveuses ; dans les spasmes, les convulsions. Mais on doit avoir bien égard à la disposition particulière du sujet dans ces cas-là. Si la
pléthore ou un état particulier du cerveau faisaient craindre la congestion du sang à cet organe, la solution alcoolique, en facilitant l'afflux
à la tête, pourrait la provoquer encore plus fortement que les préparations aqueuses d'opium.
Je n'émets ces idées que comme le résultat des
connaissances que l'on a sur la manière d'agir de

l'opium et des spiritueux ; il serait à désirer que des comparaisons bien faites vinssent confirmer ou détruire ces inductions.

Il y a encore dans le laudanum d'autres substances qui ne sont pas dépourvues d'activité ; le gérofle, et le safran surtout, exercent, sur le cerveau, une action toute spéciale. Leur odeur seule suffit quelquefois pour déterminer une sorte d'ivresse. Ces médicamens tendraient donc, avec le vin, à augmenter l'afflux du sang au cerveau ; la quantité qui est contenue dans une dose ordinaire de laudanum est si faible, que M. Barbier la regarde comme insuffisante pour produire des effets sensibles.

Poudre de Dower. —On la prépare en mêlant quatre parties de nitrate de potasse, quatre parties de sulfate de potasse, une partie d'extrait d'opium sec, une partie d'ipécacuanha et une partie de poudre de réglisse. Douze grains de cette poudre en contiennent un environ d'opium.

La poudre de Dower jouit de quelque célébrité ; les médecins anglais l'emploient fréquemment, dans leur climat froid et humide, contre les affections catarrhales chroniques , et surtout contre les affections de nature rhumatismale. On en fait usage tout à la fois comme d'un sudorifique et d'un sédatif, et elle détermine, en effet, une diaphorèse abondante, pourvu que , comme l'observe M. Barbier, on ait en même temps la précaution de faire prendre des boissons aqueuses et chaudes.

L'opium paraît agir presque seul dans cette composition. Les nausées qu'elle détermine quelquefois ne peuvent pas dépendre de la faible dose d'ipécacuanha qui se trouve dans le mélange, d'autant plus que l'opium tend à en émousser l'action sur l'estomac ; et c'est probablement lui, par son action sur le cerveau, qui provoque les nausées chez quelques individus.

§ II.

Opium indigène.

Nous avons déjà eu occasion de parler des tentatives faites, en Europe, pour y introduire la culture en grand du pavot somnifère et la récolte de l'opium. On a fait quelques essais avec ce médicament indigène, et les résultats ont paru mériter l'attention des médecins. M. Loiseleur-des-Lonchamps a présenté, dans un mémoire très-curieux sur les succédanées de l'opium, des recherches comparatives faites par lui avec l'opium indigène et oriental. Il a conclu de ses essais : 1° que l'opium en larmes, récolté dans nos climats, égalait en activité l'extrait aqueux d'opium ;

et pouvait le remplacer à doses égales ; 2° que l'extrait retiré du suc provenant de la contusion et de l'expression des têtes de pavot vertes et des pédoncules doit être employé à double dose de l'opium gommeux ; 3° que l'extrait obtenu du suc vert des tiges et des feuilles doit être employé à dose quadruple ; 4° que l'extrait de têtes de pavot obtenu par décoction n'a pas plus de vertu que le précédent, et exige une dépense double pour la manipulation ; 5° que l'extrait retiré par la décoction des têtes sèches offre le même inconvénient, et est encore plus faible. Il en faut huit grains pour équivaloir à un grain d'extrait gommeux.

Les étés très-chauds, les départemens méridionaux sont favorables à la qualité de l'opium indigène. MM. Savaresi et Saxe ont fait, à Naples, des expériences avec de l'opium qui y avait été recueilli, soit en larmes, soit à la manière des Egyptiens, et ils l'ont employé avec le plus grand succès dans les hôpitaux militaires sous différentes formes pharmaceutiques. Il paraît qu'il tenait le milieu pour l'activité entre l'opium du levant et celui de Paris.

Dans une note communiquée dernièrement à la société philomatique de Paris, on a dit que l'opium indigène jouissait de toutes les propriétés sédatives de l'opium oriental sans en avoir les qualités stimulantes. A l'analyse, on n'avait trouvé que de la narcotine dans cet opium, et point de morphine. M. Sertuener dit aussi que la morphine n'existe pas dans l'opium indigène. M. Vauquelin, au contraire, l'y a trouvée en quantité qui ne diffère pas notablement de celle trouvée dans l'opium d'Asie.

CHAPITRE V.

DIFFÉRENCES DANS LES EFFETS DE L'OPIUM APPLI-
QUÉ SUR LES MEMBRANES MUQUEUSES OU SUR LA
PEAU.

Jusqu'ici nous n'avons considéré l'action de
l'opium que lorsqu'il est introduit dans l'économie par la voie de l'estomac ; mais on peut encore
le déposer sur les muqueuses par injection , soit
dans le rectum , soit dans le vagin , ou l'employer
sur la peau en applications , en frictions ou en
bains.

§ Ier.

Sur les membranes muqueuses.

L'opium, injecté dans le rectum agit avec la
même énergie et de la même manière que dans
l'estomac ; on doit donc l'employer avec autant
de précautions. De faibles doses, introduites par
cette voie, ont causé quelquefois des accidens
graves. Wedelius cite des cas de ce genre. L'empoisonnement observé par Delacroix , et que nous
avons rapporté, avait eu lieu par le rectum.
Quarin a vu un commencement de paralysie des

membres inférieurs, et d'autres accidens graves, causés par vingt gouttes de laudanum en lavement.

Ordinairement on se sert du laudanum ou des gouttes de Rousseau ; la facilité d'ajouter ces préparations aux lavemens explique cette préférence.

Les injections dans le vagin ont été proposées et employées avec succès par M. Alibert contre les cancers ulcérés de la matrice, pour calmer les douleurs de cette cruelle maladie. Bichat les avait tentées inutilement contre l'hystérie. L'absorption, par cette voie, doit être moins facile que par le rectum, soit parce que la surface est moins absorbante, soit parce que le médicament ne peut être retenu à l'intérieur.

§ II.

Sur la peau.

L'emploi de l'opium à l'extérieur est fort anciennement connu. Galien en parle dans ses écrits ; Avicenne (*lib.* 2, *cap.* 526) conseille les collyres opiacés contre les ophtalmies douloureuses : il le conseillait aussi en linimens. *Opium est narcoticum, sedativum omnis doloris, sive sit bibitum, sive sit linitum.*

On doit distinguer dans l'application extérieure

de l'opium deux ordres de phénomènes : les uns, *locaux*, dépendent de l'action qu'il exerce sur le lieu même où on l'a placé : c'est ordinairement en calmant une douleur fixe et limitée, en faisant cesser un état spasmodique dans des parties peu profondes, qu'il manifeste cette action. Elle dépend de l'imbibition du médicament dans les tissus qui l'avoisinent, et de l'action sédative exercée directement sur ces parties. L'on peut, par ce moyen, calmer une douleur extérieure dans des cas où l'opium est contre-indiqué à l'intérieur, dans les hémorroïdes, par exemple. C'est le grand avantage qu'offre l'emploi de l'opium, à l'extérieur, de permettre d'agir sur les parties affectées sans introduire le médicament dans toute l'économie. Mais il n'en est pas toujours ainsi : des phénomènes *généraux* peuvent se manifester consécutivement ; ce sont tous ceux que produit l'opium administré à l'intérieur. Ils dépendent de son introduction dans la circulation et de sa dispersion dans tous les organes. Ces effets s'observent quelquefois dans l'emploi que l'on fait de l'opium à l'extérieur. Des praticiens, qui les avaient remarqués, avaient proposé ce moyen d'introduction. Richard de la Prade a obtenu quelques succès par cette méthode. M. Chrestien, de Montpellier, en parle aussi dans son Traité sur la méthode iatraleptique. Dans ces derniers temps, on a obtenu les résultats ordinaires de l'emploi de l'acétate de morphine en l'appliquant à l'extérieur. Ces essais ont été faits, à l'hôpital Beaujon, et à l'hôpital de la Pitié, par M. Bailly.

On ne doit pas regarder les applications extérieures d'opium comme absolument sans danger, et l'on pourrait citer plus d'un exemple d'accidens causés par cette voie. On doit toujours avoir égard à deux choses dans ces applications; 1° l'état de la surface sur laquelle on agit; 2° la forme du médicament.

Il est évident que, si la peau est excoriée, ulcérée, l'absorption pourra être aussi facile que sur une membrane muqueuse, comme le prouvent les expériences sur les animaux vivans. On devra user alors des mêmes précautions que si on donnait l'opium à l'intérieur.

La peau étant saine, il ne serait pas encore prudent d'employer le médicament sans soins, sur telle ou telle partie indifféremment; on aura bien plus d'accidens à craindre, si on l'applique à la surface interne des membres, dans les replis cutanés, à l'aine, au creux de l'aisselle, que si on le fait sur la région du dos, à la face externe de la cuisse, etc.

La forme du médicament peut rendre aussi son absorption plus ou moins facile. Appliqué en nature, il ne laisse pas que d'avoir quelque action, surtout sur les points de la peau habituellement humectés par la transpiration. Mais il agit bien plus rapidement si on le fait dissoudre dans un liquide, et surtout dans le vin ou l'alcool. Le laudanum de Sydenham mériterait donc la préférence dans ce cas ; et il est inutile de dire que les frictions seraient plus avantageuses que la simple application d'un linge qui en serait imbibé. Mais si l'absorption de l'opium est facilitée à l'extérieur par son union avec les alcooliques, son expansion dans l'économie doit être plus facile aussi. Sous ce rapport, l'opium solide, ou dissous dans un fluide aqueux, serait peut-être préférable, dans tous les cas où l'on veut borner l'action du médicament à la partie même sur laquelle on l'applique.

CHAPITRE VI.

EMPLOI DE L'OPIUM DANS LE TRAITEMENT DES MALADIES.

Si la pathologie était arrivée, comme science, au niveau de la physiologie, on pourrait peut-être déterminer, avec plus de rationalité qu'on ne l'a fait jusqu'à ce jour, la manière d'agir de l'opium dans beaucoup de maladies où son efficacité a été constatée par l'expérience. C'est dans les affections dites nerveuses que ce médicament jouit surtout d'une réputation méritée, et ce sont précisément celles dont la nature nous échappe davantage. Souvent leur siége même nous est inconnu, et sous ce rapport, la médecine sera peut-être réduite, pendant long-temps encore, à un empirisme aveugle. Les maladies des tissus, mieux connues, permettront d'entrevoir en partie la manière d'agir de l'opium dans ces affections.

L'ordre à suivre dans cette partie thérapeutique ne serait pas une chose indifférente ; ne connaissant pas de classification nosologique qui pût me servir pour cela, j'aurais essayé de rapporter chaque maladie à l'un des trois titres généraux suivans, si la nature des diverses affec-

tions avait été mieux connue , et si un accord
plus unanime avait existé entre les divers pathologistes :

1°. Maladies nerveuses ;

2°.　　　　　 de tissus , ou par irritation ;

3°.　　　　　 du sang et des fluides.

Ne pouvant remplir cette partie comme je
l'aurais désiré , je me bornerai à indiquer rapidement les cas où l'opium a été le plus utile-
ment employé , et ceux qui le contre-indiquent
tout-à-fait.

La plupart des médecins s'accordent à regarder
l'opium comme un moyen efficace contre le *tétanos* ; cependant des écrivains habiles se sont
élevés avec force contre ce traitement, et ont dit
qu'il pouvait augmenter les accidens. Il est certain que les succès sont loin d'être constans par
cette méthode. Ce qu'il y a de remarquable , ce
sont les doses énormes d'opium auxquelles on peut
s'élever dans cette maladie; et l'on est étonné de
voir l'individu échapper quelquefois , non-seulement au mal, mais au remède. Huck a vu guérir
du ténanos un malade auquel il en a fait prendre,
dès le premier jour , vingt-quatre grains. M. Ja-
delot en a donné un demi-gros en un jour à un
enfant de huit ans , qui a guéri également. Hunter
en a administré jusqu'à cent vingt grains en une
heure.

Un auteur anglais anonyme parle de doses si énormes employées par lui, que l'on ose à peine y croire.

Paracelse , qui guérissait tous les maux avec l'opium, n'a pas manqué de l'employer contre l'*épilepsie*, et dit avoir obtenu des guérisons. Dehaën affirme avoir réussi également. M. Alibert et d'autres médecins n'ont pas été aussi heureux avec l'opium, dans le traitement de l'épilepsie.

On s'accorde assez généralement sur ses bons effets dans la *danse de Saint-Guy ;* il fait la base du traitement de cette affection.

L'*hystérie*, l'*hydrophobie* résistent à l'opium, comme à tous les autres moyens proposés jusqu'à ce jour.

Il n'est pas plus efficace contre la *manie*, la *mélancolie*, l'*hypocondrie*.

C'est dans les *névralgies*, les *tics douloureux*, et en général dans les douleurs dépendantes de causes non inflammatoires , que l'opium est employé avec le plus de succès, sinon, comme curatif, au moins comme moyen de soulager momentanément, en émoussant la sensibilité par son action sédative sur la partie douloureuse, et en rendant la perception moins vive, par la congestion légère qu'il détermine au cerveau, lorsqu'on l'ordonne à dose convenable. C'est encore comme palliatif qu'on l'administre dans certaines insomnies, lorsque aucune circonstance ne le contre-indique. Richard de la Prade a réussi, dans ces cas-là, par des frictions d'opium faites à l'extérieur. Il ne rappelle pas toujours le sommeil, mais il calme ordinairement l'exaltation nerveuse, et procure au malade le repos désiré.

On observe quelquefois des *vomissemens* opiniâtres qui ne sont accompagnés d'aucun symptôme inflammatoire du côté de l'estomac. Ces *vomissemens nerveux* cèdent presque toujours à l'opium, qui agit ici en diminuant la susceptibilité de la membrane muqueuse et la contractilité de la couche musculaire. C'est probablement de la même manière qu'il calme les efforts de vomissement, à la fin des quintes de toux, dans la deuxième période de la *coqueluche*. Mais d'après le conseil de Cullen, on doit éviter son emploi pendant la première période de cette maladie, surtout lorsqu'il y a de la fièvre ou de la difficulté à respirer.

La *colique métallique*, que l'on regarde généralement comme étant de la nature des névroses, plutôt que de nature inflammatoire, céderait à l'emploi de l'opium, si l'on en croit Stahl. C'est comme palliatif qu'on l'a introduit dans le traitement empirique de cette maladie ; il en diminue beaucoup les douleurs.

Ce court exposé sur l'emploi de l'opium dans quelques maladies nerveuses nous montre que, toutes les fois que l'on peut apprécier sa manière d'agir, c'est la propriété sédative sur les nerfs et le tissu musculaire qui est mise en jeu, et presque toujours avec succès. Quelquefois aussi, les changemens qu'il détermine dans la circulation peuvent faciliter le sommeil ou diminuer la perception des sensations. Quant à la propriété stimulante du centre cérébro-rachidien, on ne pourrait que faire des suppositions sur ses effets thérapeutiques; qui peut savoir si elle n'est pour rien dans les cures de tétanos, d'épilepsie, etc. , que l'on dit avoir obtenues par l'opium ?

L'opium, offre bien moins de ressources au médecin dans les maladies inflammatoires, surtout à l'état aigu, que dans les affections nerveuses. Il est, en général, très-nuisible dans les phlegmasies et dans les fièvres continues ; il augmente la chaleur de la peau, provoque des sueurs excessives, porte un trouble violent dans la circulation, en déterminant l'afflux et le séjour du sang dans les capillaires, et peut-être encore plus dans ceux où siége l'inflammation. Aussi, tous les médecins s'accordent à en proscrire l'usage dans ces maladies. C'est surtout dans les *phlegmasies du cerveau*, qu'il serait nuisible, soit par la surexcitation qu'il porterait dans cet organe, soit par la congestion qu'il pourrait causer ou augmenter. Il ne serait pas moins dangereux dans les *inflammations des méninges*.

Huxham usait de l'opium dans les *pneumonies* et les *pleurésies*, mais pourtant après avoir saigné. Peu de praticiens emploient maintenant ce médicament dans les mêmes affections, et l'on conçoit facilement combien la stase sanguine qu'il détermine ordinairement dans le tissu capillaire des poumons serait à craindre dans beaucoup de cas.

Sydenham, et depuis lui beaucoup de praticiens, ont employé l'opium, dans les *fièvres éruptives*, et surtout dans la *variole*. Il peut être d'une grande utilité lorsque l'éruption est mal établie, et que l'inflammation tend à se porter sur les membranes internes : dans ces cas-là, l'opium, en déterminant le mouvement de périphérie, peut reporter l'irritation à la peau. Il pourrait être utile encore comme sédatif, lorsqu'un éréthisme général existe sur la peau, et que le malade n'est pas dans un état pléthorique qui fasse craindre les congestions. Mais lorsque l'éruption marche régulièrement, qu'aucun accident nerveux ne la complique, il y aurait de l'imprudence à employer un médicament énergique, dont l'effet le moins fâcheux serait d'augmenter la phlegmasie cutanée et le mouvement fébrile.

C'est probablement aussi la crainte d'augmenter l'irritation de la peau qui a fait défendre, par les bons praticiens, l'emploi de l'opium à l'intérieur, dans les *dartres* étendues, lors même que la vivacité des douleurs et les insomnies semblent en exiger l'emploi. Il vaut mieux alors en faire usage extérieurement, en lotions peu chargées, fréquemment répétées, et avec précaution. Ce moyen suffit pour ramener le calme et permettre le sommeil ; il ne présente pas les inconvéniens que nous venons de signaler.

Dans le *choléra-morbus*, dans certaines *dysenteries* avec ténesme, l'opium exerce avantageusement sa puissance sédative. Il suspend quelquefois, comme par enchantement, les accidens du choléra le plus intense. Ici on doit le donner dès le début, malgré l'inflammation qui peut exister dans la muqueuse gastro-intestinale, parce que les accidens nerveux sont tellement graves, que le plus léger retard serait funeste. Mais dans les dysenteries, on peut attendre que les boissons émollientes, les lavemens de même nature, aient un peu diminué l'inflammation. On l'associerait tout de suite aux lavemens, s'ils ne pouvaient être retenus sans ce moyen.

Les flux immodérés qui se font sur la muqueuse bronchique, que l'on connaît sous le nom de *phthisies muqueuses*, et en général tous les *écoulemens* de nature catarrhale, sont diminués par l'opium, qui paraît agir alors tout à la fois comme sédatif et comme sudorifique, en poussant les fluides à la peau, et en diminuant leur quantité sur les muqueuses. Mais il n'est ici que palliatif, puisqu'il détourne, plutôt qu'il ne supprime, le flux abondant qui amène le marasme.

Il n'est que palliatif contre la *phthisie tuberculeuse* des poumons, quoique des praticiens aient dit en avoir guéri par l'opium. Il facilite l'expectoration, calme la toux, prévient ou arrête la diarrhée; mais il a l'inconvénient de causer des sueurs très-affaiblissantes.

L'opium est regardé comme un puissant fébrifuge : il a réussi plus d'une fois dans des cas où le quinquina avait échoué complètement. Les pathologistes qui ont voulu regarder les *fièvres intermittentes* comme des affections purement nerveuses, ont attribué cet effet de l'opium à son action sur le système sensitif. Sans nier l'influence du système nerveux sur le retour périodique de ces affections, j'observerai que les désordres de la circulation ne sont pas moins remarquables que les accidens nerveux qui existent quelquefois; et peut-être est-ce par les changemens qu'il y apporte que l'opium jouit d'une propriété fébrifuge. Pour en obtenir de bons effets, on le donne à forte dose, peu de temps avant l'accès, de sorte que le sang se trouve accumulé dans les capillaires au moment où le frisson aurait dû se déclarer; et il manque parce que le mouvement de périphérie déterminé par l'opium s'oppose à ce que le sang soit refoulé à l'intérieur. Sydenham, Berryat ont préconisé ce moyen. Ce dernier donnait, une heure avant l'accès, dix-huit à vingt gouttes de laudanum dans une infusion de petite centaurée : il a obtenu des succès par cette méthode. L'emploi de l'opium comme fébrifuge exige de grandes précautions. Comme on peut le donner à doses assez fortes sans accident avant l'accès, si le malade l'avalait trop long-temps avant ou immédiatement après, il pourrait en résulter des effets funestes dont on a eu des exemples. Il en serait de même probablement si l'accès venait à manquer. Administré convenablement, il n'est pas encore exempt de dangers; il a pu produire quelquefois un profond narcotisme. Stork rapporte que deux malades, guéris de fièvres intermittentes par cette méthode, restèrent faibles et stupides.

L'étiologie des hémorrhagies n'est peut-être pas encore assez bien connue pour que l'on puisse apprécier la manière d'agir de l'opium dans ces affections. On peut dire pourtant que lorsque l'hémorrhagie dépend d'un état pléthorique, l'opium, en facilitant le mouvement de périphérie, doit encore augmenter l'écoulement sanguin. C'est par le même mécanisme qu'il agit quelquefois comme emménagogue.

On emploie souvent l'opium dans les affections *rhumatismales*, soit articulaires, soit musculaires. Il agit ici de deux manières, comme palliatif contre la douleur, et comme sudorifique. Il ne convient à l'intérieur que dans les apyrexies. M. Barbier blâme en général l'emploi de l'opium dans ces maladies.

Comme *antivénérien*, l'opium a joui de quelque réputation ; mais il ne faut pas croire qu'il exerce une action spécifique, analogue à celle du mercure. Les expériences de M. Cullerier ont démontré son insuffisance dans les affections syphilitiques. Les bons effets qu'il procure presque toujours sont dus au calme qu'il rétablit dans les cordons nerveux, lorsque le mercure agit trop fortement, et peut-être aussi à son action sudorifique.

Pline a conseillé l'opium à l'intérieur contre la piqûre du scorpion : *Opium in vino si protinus detur scorpionum ictibus resistit.* La crainte d'augmenter l'engorgement dans la partie blessée empêcherait peut-être de le donner à l'intérieur, à moins qu'on ne comptât beaucoup sur son effet sudorifique ; mais deux faits portent à le regarder comme utile en topique, sur les *plaies envenimées*.

Le premier est dû à M. Delaroche, qui appliqua de l'opium sur l'avant-bras et la main, très-enflés à la suite d'une piqûre de guêpe. Les accidens furent calmés par ce moyen. (*Thès. de la Fac. de Par.*) Le deuxième fait est rapporté par M. Delaistre, apothicaire à Vitry-le-Français. Un jeune enfant ayant été piqué par une abeille, M. Delaistre versa dans la plaie une goutte de suc de pavot somnifère, qui calma sur-le-champ la douleur.

Il semblerait que, dans certaines affections où le sang est malade, l'opium n'exerce plus ses effets ordinaires sur la circulation. Willis dit avoir donné à plusieurs malades attaqués de scorbut de fortes doses d'opium, sans pouvoir les faire dormir, quoiqu'ils ne fussent tourmentés ni par des douleurs, ni par des mouvemens spasmodiques, ni par des passions; ils passèrent plusieurs semaines sans dormir.

Emploi de l'opium dans les affections externes. — On sait combien ce médicament est dangereux dans les phlegmons étendus, occupant une épaisseur de tissus considérable. Le désir de calmer la douleur a quelquefois provoqué son emploi, qui a causé la gangrène; ce qui tient évidemment à la stase sanguine dans les capillaires malades; stase qui facilite la décomposition des fluides et des tissus.

Cet accident tient tellement à la cause indiquée, que, dans la gangrène sénile, dans celle qui
est produite par le seigle ergoté, où l'afflux du
sang n'a pas lieu en quantité suffisante dans les
parties menacées de mort, on donne l'opium avec
succès. M. Marjolin le recommande et le regarde,
dans ces cas-là, comme un puissant tonique. Il
agit alors en poussant les fluides dans les capillaires, et l'on sait que c'est le défaut d'activité
dans la circulation aux extrémités qui est la cause
de cette gangrène.

Bromfield, Bamby, Bell appliquaient sur les
plaies des plumasseaux de charpie, imbibés de
solutions opiacées, et disaient en obtenir de bons
effets. M. Delaroche a obtenu des succès, par ce
moyen, sur des plaies graves avec déchirure, et
desquelles on aurait eu à craindre des accidens
spasmodiques.

Ces considérations rapides, sur l'emploi thérapeutique de l'opium, permettent d'espérer que
l'on pourra un jour apprécier rationnellement sa
manière d'agir comme médicament, soit comme
sédatif sur les nerfs et le tissu contractile, soit en
modifiant la circulation, en favorisant le séjour
du sang dans les capillaires, la sueur, etc.

CHAPITRE VII.

TRAITEMENT DE L'EMPOISONNEMENT PAR L'OPIUM.

N'ayant aucun fait pour démontrer l'utilité de tel ou tel moyen, dans le traitement de l'empoisonnement par l'opium, je ne prétends pas établir des règles positives sur la médication à employer dans les cas de ce genre. Je renvoie pour cela au Traité des poisons, de M. Orfila, qui s'est occupé de cette matière plus rationnellement qu'on ne l'avait fait jusqu'à lui, et qui a tracé d'une manière positive la marche à suivre par le médecin appelé pour secourir un individu empoisonné par l'opium.

Je me bornerai à présenter ici quelques considérations théoriques, qui auront besoin d'être confirmées par l'expérience.

Il peut exister, comme je crois l'avoir démontré, trois ordres de symptômes dans l'empoisonnement par l'opium, chez l'homme. On doit avoir égard dans le traitement à la prédominance des uns ou des autres.

Ainsi lorsque les signes de congestion cérébrale sanguine sont très-prononcés, que la face est rouge, tuméfiée, que les yeux sont saillans ; lors-

que l'individu est plongé dans un profond sommeil avec perte de connaissance , on doit se
hâter de pratiquer une forte saignée de la jugulaire, comme le recommande M. Orfila. On pourra,
essayer dans ce cas les applications de glace sur
la tête, les saignées de pied, les lavemens fortement purgatifs , en un mot tous les moyens propres à diminuer la congestion cérébrale, et dont
l'efficacité a été constatée dans le traitement de
l'apoplexie.

Lorsque ce sont les symptômes d'irritation cérébro-rachidienne qui sont prédominans, c'est-à-
dire lorsqu'il y a délire, agitation, trismus; lorsque les mouvemens convulsifs sont fréquens et
forts, on doit s'attacher à diminuer la susceptibilité exaltée du centre nerveux. Pour cela , on devra
encore recourir aux larges saignées générales ,
qui auront aussi l'avantage de diminuer la congestion qui peut exister. Mais on ne voit pas de
quelle utilité seraient les lavemens camphrés , les
infusions de café. Ces excitans du système nerveux ne pourraient produire aucun bon effet, et
pourraient être nuisibles par l'action spéciale
qu'ils exerceraient sur le cerveau et la moelle, déjà
surexcités : ils tendraient à augmenter les accidens spasmodiques. On devrait surtout, dans ces
cas-là, écarter du malade tout ce qui pourrait augmenter l'irritation, en le garantissant des impres-

sions extérieures, absolument comme on le fait dans le traitement de l'hydrophobie ou du tétanos, pour rendre les secousses convulsives moins fréquentes et moins fortes.

Enfin, dans les cas où la prostration est très-grande, où la peau est décolorée, les membres froids, les battemens du cœur faibles et serrés, l'insensibilité complète, l'état de la circulation rendrait les saignées générales peu utiles ; on n'aurait même que très-difficilement du sang par l'ouverture de la veine. Il vaudrait mieux alors, s'il existait quelques signes de congestion cérébrale, faire des applications de sangsues au cou et derrière les oreilles. On devrait insister surtout sur les moyens propres à rappeler au-dehors la circulation et la sensibilité. Pour cela, les frictions rudes sur toute la surface du corps, avec des linges chauds, seraient très-utiles. C'est dans les cas de ce genre que l'on pourrait avoir recours à l'urtication, à la percussion, etc. Le docteur Seamann a guéri une femme qui avait avalé une once de laudanum liquide, par des coups assez forts sur les membres, avec une petite baguette. La malade fut retirée presque immédiatement de sa *stupeur profonde* ; elle se plaignit des coups qu'on lui donnait, et bientôt l'irritation encéphalique se manifesta par le délire, etc. Le rétablissement fut complet. (*Ann. de la litt. méd. étrang.*

T. VIII.) Il est inutile de dire que, dès que l'on aurait obtenu l'effet désiré, en ramenant la sensibilité et en reportant le sang à la périphérie, on devrait suspendre ces moyens pour combattre les autres accidens.

Je répète que je ne propose l'emploi de ces différens moyens, dans les différentes formes d'empoisonnement, que d'après l'étiologie que nous en connaissons ; dans tous les cas, ils peuvent être essayés en même temps que plusieurs de ceux que l'on a proposés ; et surtout ils n'empêchent pas d'employer, soit la décoction de noix de galles pour décomposer le poison, soit les vomitifs et la pompe aspirante pour extraire de l'estomac les matières qui y sont contenues, comme le recommande M. Orfila. (Voyez *Toxic. générale*, 3ᵉ édit. II, p. 134.)

DEUXIÈME PARTIE.

ACTION DES PRINCIPES ISOLÉS DE L'OPIUM.

CHAPITRE PREMIER.

EFFETS DE LA MORPHINE SUR L'ÉCONOMIE ANIMALE.

Nous allons prendre pour type l'acétate de morphine ; nous lui comparerons ensuite la morphine en dissolution dans les différens acides, ou l'alcool, broyée dans l'huile ou cristallisée.

§ Ier.

Effets de l'acétate de morphine sur l'homme.

1er *degré.*—A la dose d'un quart de grain à un grain, à laquelle on emploie ordinairement ce sel, il détermine, au bout d'un quart-d'heure environ, un sentiment de tension dans la tête, le trouble de la vue, un bourdonnement dans les oreilles, de la céphalalgie, des vertiges, de la tendance à l'assoupissement ; quelquefois de la somnolence ou un véritable sommeil. La pupille est contractée ou dilatée, quelquefois elle reste dans l'état naturel. Dès que le médicament commence à agir, le pouls est modifié, et en général il devient lent et petit; quelquefois il est accéléré. Plus tard, il peut présenter de la souplesse et de la plénitude; souvent il y a des démangeaisons, ou même une éruption cutanée. Pour peu que la dose soit élevée (un grain), il y a des nausées, de la difficulté dans l'émission des urines. Il reste consécutivement l'anorexie, l'accablement, la constipation.

2ᵉ *degré.* — M. Meyranx a donné, dans la Revue médicale, un mémoire très-intéressant sur les effets de l'acétate de morphine, observés par M. le docteur Bailly, à l'hôpital de la Pitié. Ce médecin a pu, en augmentant progressivement les doses, dépasser celles employées ordinairement, et obtenir des effets très-prononcés : l'excitation cérébrale, des vertiges, des rêves effrayans, des apparitions d'étincelles, un obscurcissement de la vue, des tintemens d'oreilles. Il a observé quelquefois, lorsque le malade était couché horizontalement, des soubresauts, des mouvemens convulsifs, dans lesquels la tête était portée en arrière, des commotions électriques dans diverses parties du corps, qui réveillaient le malade en sursaut. La contractilité musculaire perdait de son énergié par l'emploi de ce médicament, *à cause de son effet sur le cerveau.* La vue s'est affaiblie quelquefois au point que le malade perdait la faculté de lire. Dans quelques cas, l'emploi de l'acétate de morphine diminuait la dureté du pouls, ce qui a fait reconnaître à M. Bailly que la morphine est sédative pour le cœur, quoique excitante pour le cerveau. En général, elle n'excitait point la sueur et n'altérait pas la chaleur naturelle, même à la dose de douze grains. Elle causait souvent le prurit et des éruptions cutanées. La constipation était un des symptômes ordinaires de l'emploi de l'acétate de morphine ; mais quelquefois la diarrhée lui succédait.

M. Bailly a vu presque tous les hommes qui faisaient usage de ce sel éprouver de la difficulté dans l'émission des urines. Souvent les malades faisaient des efforts pendant plusieurs minutes ; les urines partaient tout-à-coup, et s'arrêtaient pour couler de nouveau, et se suspendre encore jusqu'à ce que la vessie fût vide. Ce médecin observe que ce n'est pas dans les reins qu'il faut chercher la cause de ce phénomène, puisqu'il n'y a jamais ni pesanteur ni douleur dans la région occupée par ces glandes. Il l'attribuerait plutôt à l'irritation du col de la vessie, à la paralysie de son corps et au gonflement de la prostate. Deux faits, ajoute M. Meyranx, sembleraient prouver que c'est une paralysie de la vessie *déterminée par l'action de la morphine sur le cerveau.* Un des malades, soumis à l'action de ce médicament, étant mort des suites d'une lésion organique, on trouva la vessie tellement dilatée par l'accumulation de l'urine, que l'organe s'étendait jusqu'à l'estomac. Dans un autre cas de rétention d'urine, l'application de deux vésicatoire fit disparaître très-promptement cette affection.

Une particularité très-remarquable, c'est que des doses même très-considérables ne produisent pas cet effet sur les femmes.

M. le docteur B...., fortement constitué, et alors âgé de trente-six ans, fut atteint d'un rhumatisme musculaire violent, à la suite duquel il se forma un abcès sous le muscle grand-fessier. Il faisait un usage excessif d'acétate de morphine. Six grains de ce médicament, pris à la fois, déterminaient, chez lui, une forte excitation sans assoupissement. L'accablement moral cessait à l'instant avec la douleur, et était remplacé par un calme inconcevable. La sueur était si abondante qu'il changeait de linge jusqu'à dix-neuf fois dans une nuit. Les urines étaient totalement supprimées. Il resta de la constipation pendant plus d'un mois après la guérison.

3e *degré.* — Un événement déplorable nous a révélé, dans ces dernières années, les funestes propriétés de l'acétate de morphine, pris à haute dose.

Auguste Ballet prend une première quantité de ce sel le soir dans du vin chaud; saveur désagréable, nuit agitée. Le lendemain matin, on fait boire du lait frais au malade. Une demi-heure après, vomissemens, évacuations alvines abondantes. On donne quelques gouttes d'éther sur du sucre. A 11^h, plus de vomissemens, fièvre, pouls intermittent, petit et concentré; légère douleur à la région ombilicale. A 4^h, sueur, pouls développé, fréquent, un peu d'étonnement, mouvemens nerveux. A 11^h du soir, perte de connaissance, tête renversée, respiration très-laborieuse, figure violette; un peu de mucus dans la bouche; parties supérieures du corps couvertes d'une sueur visqueuse; membres inférieurs froids; pouls petit, intermittent; violentes secousses nerveuses. Vingt sangsues à l'épigastre et une saignée de bras calment ces symptômes, mais ils reparaissent au bout de deux heures. Le troisième jour, à 6^h du matin, corps bleu, chaud, respiration stertoreuse et rare, pouls insensible, pupille fortement contractée. Une nouvelle saignée ne donna que quelques gouttes de sang noir. Peu à peu la face prit un aspect cadavéreux, et la mort arriva sans secousse à 1^h 15′ après midi.

A l'ouverture, on observa : nuance bleuâtre de

la peau ; écume muqueuse dans la narine droite ;
un liquide brun s'écoulait, par les narines, lorsqu'on pressait sur la poitrine. Intestin grêle un
peu rouge à l'extérieur ; des plaques rouges sur
la membrane muqueuse qui tapisse le grand cul-
de-sac de l'estomac. Emphysème et échymoses
noires de cette membrane. Vaisseaux veineux
distendus. Demi-hépatisation du poumon droit ;
épanchement de sérosité sanguinolente dans les
deux côtés de la poitrine. Côté droit du cœur gorgé
de sang noir ; son tissu mou. Tension de la dure-
mère ; sinus et veines du cerveau gorgés de sang ;
arachnoïde rouge injectée. Epanchement séreux
dans les ventricules. Masse cérébrale plus com-
pacte que dans l'état naturel,

EXPÉRIENCES.

1re *expérience sur moi.* — A 5ʰ 50′ du matin, le
pouls battant quatre-vingt-cinq fois par minute et
régulièrement, j'ai avalé un grain d'acétate de morphine dans un gros d'eau commune. A 6ʰ 15′, quatre-vingt-dix pulsations ; tension dans la tête. A 6ʰ
30′, vertiges, tendance à l'assoupissement ; quatre-
vingts pulsations régulières, égales ; plénitude dans
les orbites, bourdonnemens. Depuis cet instant, j'ai
été assoupi, presque sans interruption, pendant
cinq heures et demie ; rêvant sur une foule de

sujets ; entendant presque toujours ce qui se passait autour de moi ; ayant la connaissance très-nette de mon état, qui était d'abord assez agréable ; mais ensuite, j'ai senti des démangeaisons vives aux bras, à la tête et surtout à la face.

A $8^h 3o'$, j'ai été retiré de ma somnolence par des nausées, des efforts de vomissement ; le pouls ne battait plus que soixante-deux fois par minute, et toujours régulièrement. Je ne tardai pas à m'endormir de nouveau. A 1^h, je n'ai plus d'assoupissement. Je fais des efforts inutiles pour uriner, quoique j'en éprouve le besoin. A 2^h, nouveaux efforts de vomissement. A 7^h, quelques nausées. Je n'ai pu uriner qu'à $1o^h$ du soir.

Le lendemain, il restait un peu d'anorexie, de la pesanteur dans la tête, de la constipation.

Lorsque je fis l'expérience dont on vient de lire les détails, je n'avais jamais pris d'acétate de morphine ; je l'ai répétée depuis, mais jamais à aussi haute dose. Les effets ont toujours été les mêmes, à l'intensité près. Ils se rapprochent singulièrement de ceux obtenus par M. Chevallier, qui a fait sur lui quatre expériences, dont je rapporte une seule.

2e *expérience* (par M. Chevallier, sur lui-même).

« Le 8 décembre, je pris un quart de grain d'acétate de morphine, dissous dans trois onces d'eau distillée. Ce breuvage était amer, et pro-

duisit un peu d'irritation à la gorge. Cette irritation cessa vingt minutes après l'ingestion du sel,
mais fut suivie d'une céphalalgie plus forte du
côté droit que du côté gauche, qui se dissipa au
bout d'une demi-heure, laissant néanmoins quelque ressentiment de douleur sur les bosses fron-
tales. La figure était un peu altérée, les pupilles dilatées; au bout d'un quart-d'heure, il se manifesta
des nausées. La langue, rouge sur les bords, était
violette à son centre; le pouls battait lentement,
il était large et intermittent. Bientôt il me fut impossible de me livrer à aucun travail, et je m'endormis d'un sommeil agité et souvent interrompu
par des réveils en sursaut. Ce sommeil dura six
heures. Au réveil, la tête était douloureuse, les
yeux cernés, particulièrement celui du côté droit;
la bouche était pâteuse; et je me sentis dans un
état général d'abattement. Tout cela se dissipa
par l'exercice. Les urines n'offrirent rien qui soit
digne d'être noté. »

§ II.

Effets de l'acétate de morphine sur les mammifères.

Chiens et chats. — Un quart - d'heure après
avoir été avalé, quelquefois plus tôt, le poison détermine des vomissemens, des tremblemens de
tout le corps, une sorte de frémissement ou des

horripilations ; les battemens du cœur, d'abord tumultueux, accélérés, ne tardent pas à perdre de leur force et à se ralentir ; la pupille est souvent dilatée, d'autres fois contractée ; la gueule est remplie d'une bave écumeuse ; les membres entrent en convulsions, les postérieurs se paralysent ; l'animal est pris de stupeur ; la sensibilité peut diminuer ; plus souvent elle reste dans l'état normal, ou même est exaltée.

Les convulsions augmentent d'intensité ; il y a des excrétions alvines involontaires, souvent liquides, des évacuations d'urines ; la respiration devient lente, difficile, bruyante, et la mort arrive, soit pendant les convulsions, soit dans la prostration. Pour obtenir ce résultat, il faut des doses considérables de poison, eu égard à la taille de l'animal. Presque toujours, les symptômes d'empoisonnement diminuent, après s'être prolongés pendant un temps variable, et le rétablissement a lieu.

MM. Deguise, D. et Leurret ont observé plusieurs fois l'abaissement de la température du corps chez les animaux empoisonnés par l'acétate de morphine. Ils ont aussi observé sur un chat un phénomène assez singulier, et que j'ai retrouvé chez les rongeurs et les oiseaux. Pendant la stupeur, il arrive quelquefois que la tête tombe lentement, comme si l'animal voulait la poser sur le sol ; mais à peine l'a-t-elle touché, que tout le corps éprouve une secousse, et que la tête se relève brusquement pour retomber de nouveau et se relever encore.

Lapins et cochons-d'Inde. — L'acétate de morphine ne détermine chez eux ni vomissemens, ni tremblemens ; les premiers symptômes sont ceux d'un affaiblissement général ; le lapin se couche sur le ventre, pose la tête à terre, reste immobile dans cette position ; d'autres fois, il est accroupi et en repos, ou bien il présente le singulier phénomène dont nous avons déjà parlé, la chute de la tête, qui se relève aussitôt qu'elle touche le sol. J'ai vu quelquefois chez les lapins un commencement de stupeur après l'emploi de l'acétate de morphine. Les spasmes musculaires, les convulsions se déclarent ensuite ; la respiration devient lente, difficile ; et l'animal meurt, soit pendant les accès convulsifs, soit dans la prostration qui leur succède, lorsqu'ils n'ont pas été assez intenses pour causer la mort.

Chevaux. — M. Barthelemy a donné, à Alfort, de l'acétate de morphine par gros à des chevaux, sans effet.

A l'ouverture des cadavres, chez les mammifères, on trouve les vaisseaux de l'arachnoïde engorgés ; les cavités du cœur et les veines distendues par du sang noir fluide ou coagulé ; des mucosités grisâtres dans l'estomac. La muqueuse gastro-intestinale est saine. J'ai vu, sur des lapins et des cochons d'Inde, de la sérosité dans les ventricules cérébraux, dans le péricarde; la vessie était constamment distendue par de l'urine. N'ayant pas vu mourir de carnassiers par l'action de la morphine, et les observateurs n'indiquant pas chez eux ces dernières lésions, je ne puis affirmer qu'elles y existent.

EXPÉRIENCES.

1re *expérience.* — « Nous faisons prendre à un chien jeune et de petite taille quatorze grains d'acétate de morphine : presque aussitôt il a la gueule pleine de bave, et il exécute des mouvemens de mastication. Quatre minutes : quelques plaintes ; les battemens de cœur sont fréquens ; la température de la peau augmente. Six minutes : il y a quelques intermittences dans le pouls ; l'animal paraît comme étourdi, il se couche. Dix minutes : si on le relève, il ne peut se soutenir sur ses membres postérieurs. Quinze minutes : la bave coule toujours ; les intermittences sont plus longues et plus fréquentes ; les battemens du cœur se ralentissent. Vingt minutes : quelques soupirs ; la température du corps est revenue à son type naturel. Vingt-cinq minutes : accablement, somnolence ; la paraplégie est complète. Trente-cinq minutes : pouls très-intermittent et irrégulier, gémissemens, salivation, pupille dans l'état naturel, respiration lente. Le chien se refroidit beaucoup ; le pouls devient plus faible et plus irrégulier, la respiration est pénible et lente, la pupille se dilate ; il y a insensibilité complète ; l'animal pousse quelques gémissemens ; il a de temps en temps des mouvemens d'extension des membres ; enfin il meurt au bout de dix heures.

« L'animal ouvert immédiatement après sa mort, on trouve, dans le cœur et les gros vaisseaux, huit onces de sang liquide, dont la température est à peine au-dessus de celle des corps extérieurs. »

2e *expérience.* — « Nous injectons, dans l'œsophage et le rectum d'un gros chat, une dissolution de quinze grains d'acétate de morphine ; mais comme il est extrêmement difficile de contenir cet animal, à cause de sa grande vigueur, il en rejette au moins la moitié. Cinq minutes : quelques contractions subites, qui deviennent bientôt plus fortes et plus fréquentes ; le cœur bat avec force et vitesse. Trente minutes : la pupille est très - dilatée. Quarante - cinq minutes : les convulsions sont d'une violence extrême, et suivies d'une grande faiblesse dans les membres. Soixante minutes : les convulsions continuent ; la faiblesse que l'on remarque pendant les intervalles est plus grande dans les membres postérieurs. Les convulsions reviennent encore de temps en temps, et l'animal meurt dans une dernière attaque, environ trois heures après l'administration du poison.

« Le cadavre examiné vingt-quatre heures après la mort, nous trouvons tous les organes sains ; seulement les cavités droites du cœur et les veines qui s'y rendent sont remplies d'un sang noir et liquide ; l'estomac contenait quelques mucosités grisâtres ; le gros intestin n'a rien offert de particulier. »

(Ces deux observations sont dues à MM. Deguise, D. et L.)

3e *expérience*. — Sur un lapin de trois mois et demi environ , faisant de soixante à soixante-dix inspirations par minute , et paraissant parfaitement rétabli d'une expérience faite sur lui quelques jours avant.

A 6^h du matin , je lui donne vingt grains d'acétate de morphine, dissous dans de l'eau commune. A 6^h 10′, il est notablement affaibli et chancelle en marchant. A 6^h 25′, immobile, couché sur le ventre, ne se déplaçant plus lorsqu'on l'excite ; commencement de stupeur ; les forces diminuent de plus en plus. A 10^h, la prostration est très-grande ; si à force d'exciter l'animal on le fait marcher , on voit que les membres postérieurs sont raides et tremblans. A 11^h 10′, tremblement de tout le corps ; les convulsions continuent ; res-piration haletante. A 11^h 15′, violent accès téta-nique ; la tête se renverse sur le dos , les pattes se portent en arrière , les muscles du thorax sont immobiles ; l'animal bâille et meurt à l'instant.

Ouverture du cadavre faite immédiatement.

Méninges et sinus engorgés de sang ; tissu cellu-laire du canal vertébral coloré en rouge ; séro-sité abondante dans les ventricules cérébraux. Poumons affaissés, roses, crépitans ; épanchement séreux dans le péricarde. Le cœur exécutait en-core quelques faibles mouvemens ; ses cavités étaient distendues par du sang noir et chaud. La muqueuse qui tapisse le grand cul-de-sac de l'esto-mac présentait une tache d'un rouge vif , de la lar-geur d'une pièce d'un franc. Tout le reste de la muqueuse était coloré en rose pâle uniforme. La vessie était fortement distendue par de l'urine limpide.

4e expérience.—Sur un jeune lapin bien portant.

A 7^h du matin , je lui donne quinze grains d'acétate de morphine dissous dans une once d'eau. A 8^h 15′, immobile. A 10^h, affaiblissement considérable, respiration encore assez facile ; quel-ques mouvemens convulsifs de temps en temps. A 11^h 10′, les convulsions sont plus fortes ; il res-saute s'il entend un bruit subit, ou si on le tou-che légèrement. A 12^h, il est étendu sur le ventre,

la mâchoire inférieure appuyant sur le plancher,
dans une prostration extrême. Les convulsions
ont beaucoup perdu de leur intensité ; les mouvemens du thorax sont lents et à peine visibles.
Il est resté dans cet état d'affaissement pendant
trois heures environ. A 3ʰ 10′, il est mort, après
quelques mouvemens convulsifs, mais sans accès
tétaniques.

L'ouverture du cadavre, faite à 6ʰ du soir, a
montré un engorgement sanguin de l'arachnoïde
et des sinus cérébraux ; pas de sérosité dans les
ventricules et dans le péricarde. Infiltration séreuse des poumons et un peu de sérosité épanchée
dans les cavités pleurales. Le cœur et les gros vaisseaux contenaient du sang noir fluide. L'estomac
était sain, ainsi que la muqueuse intestinale ; la
vessie était pleine, comme dans les autres cas,
d'urine aqueuse.

§ III.

Effets de l'acétate de morphine sur les oiseaux.

Chez les oiseaux, l'acétate de morphine cause
des vomissemens, de l'agitation, la raideur et en
même temps l'affaiblissement des membres postérieurs. La marche est chancelante ; l'animal se
couche sur le ventre, étend les ailes ; celles-ci deviennent tremblantes ; la respiration se ralentit ;

il y a des déjections alvines liquides. Les convulsions, les soubresauts, les accès tétaniques se déclarent et amènent la mort, ou bien ils perdent de
leur intensité et de leur fréquence, et l'oiseau
meurt dans la prostration. A l'ouverture, on ne
trouve d'autres lésions apparentes qu'un engorgement veineux général, et une accumulation considérable de mucosités liquides dans l'intestin
depuis le gésier jusqu'au cloaque. Souvent la muqueuse intestinale est colorée en rouge uniforme.

EXPÉRIENCES.

1re *expérience.* — Sur un geai pris dans le nid,
et qui commençait à voler.

A 8^h 15′, je lui donne dix grains d'acétate de
morphine cristallisé. A 8^h 20′, il fait des efforts
pour vomir. La forme conique du bec rendant sa
ligature difficile, l'oiseau parvient à rejeter une petite quantité de mucosités filantes. A 8^h 23′, il fait
de nouveaux efforts pour vomir, et je ne puis empêcher la sortie des mucosités qu'en serrant le
bec. A 8^h 30′, les pattes sont raides, la marche
chancelante; il y a un commencement de stupeur.
A 8^h 45′, stupeur profonde; le dos est courbé en
arc, la tête est tombante et appuié sur le sol; il
y a de légers mouvemens convulsifs dans les pattes
par momens. A 9^h 30′, les ailes sont écartées et
tremblantes; la stupeur est moins grande; accès

tétaniques dans lesquels la tête et la queue se relèvent vers le dos. Excrétions alvines assez fréquentes. A 10^h, les accès tétaniques sont très-forts; les pattes et les ailes tremblent continuellement ; l'oiseau est couché sur le côté. A 10^h 5′, mort pendant un accès, la tête renversée sur le dos, les pattes fortement tendues en arrière. Ouvert à 11^h, il n'a présenté qu'un engorgement du système veineux et des mucosités dans le tube digestif.

2e *expérience*. — A 11^h 12′, je donne à un moineau adulte un grain d'acétate de morphine cristallisé. A 11^h 25′, il chancelle sur ses pattes; le tarse appuie sur le sol dans toute sa longueur. A 11^h 32′, il recule rapidement. A 12^h 30′, affaiblissement extrême, excrétions alvines liquides. A 2^h, vomissement de mucosités filantes ; tremblement des ailes par momens. A 3^h, l'oiseau tombe sur le côté; mouvemens spasmodiques dans les membres postérieurs; respiration lente. A 3^h 40′, tremblemens, raideur des pattes, petits soubresauts convulsifs ; l'oiseau entr'ouvre largement le bec de temps en temps. Mort à 3^h 45′ sans convulsions.

L'ouverture n'a montré que les altérations observées sur le précédent.

M. Desportes (*Rev. méd. t.* 4, *p.* 70) a empoisonné une poule lentement avec l'acétate de morphine. Elle mourut le vingt-sixième jour de l'expérience, après avoir avalé sept gros moins

quatorze grains d'acétate de morphine. Il trouva
à l'ouverture une véritable inflammation de l'intestin dans l'étendue de six pouces ; mais ici l'action du médicament avait été répétée assez souvent, et pendant assez long-temps pour que la
phlegmasie pût se déclarer.

§ IV.

Effets de l'acétate de morphine sur les reptiles.

Les effets de la morphine sur ces animaux sont
tellement semblables à ceux produits par l'extrait
d'opium, qu'il suffirait de renvoyer à l'histoire de
celui-ci pour les faire connaître. On observe après
l'administration de l'acétate de morphine : agitation, tentatives de vomissemens ; convulsions avec
raideur du tronc, diminuant bientôt en force et en
fréquence, et se suspendant enfin complètement.
La mort arrive dans le relâchement.

EXPÉRIENCES.

1re *expérience.* — 16 juin, à 7^h 55′ du matin, je
donne à un lézard vert, de la grosseur du pouce,
deux grains d'acétate de morphine cristallisé. A
8^h 15′, il contracte fortement les muscles de la
poitrine comme pour vomir. A 9^h 10′, légers
tremblemens. A 9^h 45′, immobile, comme en-

gourdi. A 10^h, raideur du tronc. A 10^h 25′, soubresauts convulsifs. A 11^h 30′, ils cessent complètement; l'animal est couché sur le ventre, les
membres écartés; il bâille de temps en temps. A
2^h 45′, il est souple, affaissé, ne donnant d'autres
signes de vie que de petits soubresauts quand on
le touche. Mort à 4^h 15′ dans la prostration.

2e *expérience.*— 18 juin, à 6^h 10′, je donne un
grain et demi d'acétate de morphine à un orvet. A
6^h 20′, il est agité et ouvre souvent la gueule; il
s'en écoule une bave blanche. A 7^h, immobilité. A
8^h 15′, petits soubresauts convulsifs. A 8^h 30′,
relâchement, convulsions faibles. Depuis cet instant, la prostration a augmenté de plus en plus. A
9^h 15′, l'animal était flexible comme un cordon;
il est mort à 9^h 30′ dans cet état.

§ V.

Effets de l'acétate de morphine sur les amphibiens.

J'ai donné plusieurs fois de l'acétate de morphine à des grenouilles et à des crapauds; et constamment j'ai été obligé d'employer des doses plus
considérables qu'avec l'extrait d'opium pour les
empoisonner.

Un demi-grain, trois quarts de grain de sel de
morphine ne produisaient aucun effet appréciable
sur des grenouilles de taille ordinaire. Pour déter-

miner la mort, il fallait leur donner jusqu'à deux et trois grains. A cette dose, les grenouilles étaient agitées; elles faisaient des efforts pour vomir; la déglutition de l'air était suspendue ; les mouvemens convulsifs se montraient, mais moins forts qu'avec l'extrait d'opium ; enfin la mort arrivait dans le relâchement, au bout d'un temps assez long.

EXPÉRIENCES.

1re *expérience*. — J'ai donné à un crapaud commun (*rana bufo*) de taille ordinaire un grain d'acétate de morphine, sans qu'il ait présenté aucun signe d'empoisonnement. J'ai répété cette expérience plusieurs fois sur des grenouilles, avec des résultats analogues.

2e *expérience*. — Je donne, à 8^h 20′ du matin, trois grains d'acétate de morphine à une grenouille de taille moyenne. A 8^h 35′, elle est un peu agitée et entr'ouvre souvent la bouche. A 8^h 45′, la bouche est presque toujours béante. A 9^h 30′, il n'y a pas d'autre signe d'empoisonnement qu'un ralentissement dans les mouvemens de déglutition de l'air. A 10^h, mouvemens convulsifs des membres postérieurs, mais faibles et rares; ils ont persisté pendant quelque temps, et ont enfin cessé complètement. La mort a eu lieu dans l'affaissement à 12^h 45′.

§ VI.

Effets de l'acétate de morphine sur les poissons.

Je n'ai qu'une seule expérience sur les animaux de cette classe : elle fut faite sur une dorade (*cyprinus auratus*) d'un pouce et demi de longueur ; je parvins à lui introduire dans l'estomac, à $7^h 3o'$ du matin, trois grains d'acétate de morphine en dissolution dans l'eau ; il se perdit un peu de la liqueur. La mort eut lieu, comme avec l'opium, après quelques soubresauts convulsifs, à $9^h 45'$.

§ VII.

Effets de l'acétate de morphine sur les animaux sans vertèbres.

Les expériences faites sur ces animaux ont donné des résultats tellement semblables à ceux obtenus avec l'extrait d'opium, que je crois inutile de donner le détail des expériences faites avec l'acétate de morphine. J'ai toujours observé une diminution dans la contractilité des tissus ; l'affaiblissement a augmenté peu à peu, et la mort a eu lieu dans la prostration.

EXPÉRIENCES.

1re *expérience.* — Des sangsues et des lombrics placés dans de l'eau commune, tenant en dissolution un grain d'acétate de morphine par once d'eau, se sont agités pendant quelques secondes, dès qu'ils ont senti le contact du liquide ; ils ont sécrété peu de mucosités, se sont affaiblis rapidement, et sont morts entre la fin du premier et du deuxième jour, avec tous les symptômes observés dans l'empoisonnement par l'extrait d'opium.

2e *expérience.* — J'ai empoisonné par l'acétate de morphine des limaces, des lymnées, des néritines, et j'ai toujours eu les mêmes effets qu'avec l'extrait d'opium. Seulement le contact du liquide paraissait causer aux mollusques une impression moins désagréable que l'opium, car ils se contractaient moins long-temps et sécrétaient moins de mucosités.

3e *expérience.* — A 6ʰ 3o′ du matin, j'introduis un grain d'acétate de morphine cristallisé entre les valves d'une *mulette des peintres.* A 7ʰ 45′, elle bâillait largement, et le pied pendait en dehors. La mulette, placée à cette heure-là dans une solution légère d'acétate de morphine, y est morte pendant la nuit.

CHAPITRE II.

ACTION DE LA MORPHINE EN DISSOLUTION DANS LES DIFFÉRENS ACIDES OU DANS L'ALCOOL, BROYÉE DANS L'HUILE, OU ISOLÉE ET CRISTALLISÉE.

QUEL QUE soit l'état sous lequel on emploie la morphine, son action sur l'économie paraît être toujours la même; on l'a essayée à l'état de sels, ou dissoute dans l'alcool, ou broyée dans de l'huile, ou isolée, et toujours on a eu des phénomènes de même nature. Ils ont pu différer seulement en intensité.

M. Bailly a vu l'acétate et le sulfate de morphine agir de la même manière sur l'homme. M. Magendie, qui a essayé l'acétate, le sulfate et l'hydro-chlorate de cette base, regarde aussi ces sels comme agissant de la même manière; il pense que l'acétate est plus actif que le sulfate et celui-ci que l'hydro-chlorate.

On trouve dans une thèse, soutenue à Utrecht en 1824, par M. G. J. Mulder, des expériences comparatives faites par lui sur des chiens avec le sulfate, le nitrate, l'hydro-chlorate, le phosphate acide, l'hydriodate, le sous-carbonate et le méconate de morphine. Chacun de ces sels fut employé

à la dose de six grains, et produisit les mêmes
effets que l'acétate : le vomissement, les tremblemens, les convulsions, la paralysie des membres
postérieurs, la stupeur, etc. Il n'y eut de différences que dans la gravité des symptômes. L'hydriodate seul ne détermina pas la paralysie. Tous
les animaux soumis à ces expériences furent ré-
tablis en peu de temps.

Des expériences faites par M. Orfila, en 1817,
avec de la morphine *dissoute* dans l'huile, avaient
fait penser à ce professeur que, sous cet état, elle
avait plus d'action que de toute autre manière ;
mais il paraît que la morphine qu'il employait
alors contenait de la narcotine.

J'ai fait quelques expériences avec la morphine
pure broyée dans de l'huile d'olive, et je n'ai pas
vu qu'elle produisît des effets plus intenses que
l'acétate de morphine : cependant l'action m'a
paru plus forte qu'avec la morphine isolée et cristallisée. Chez les lapins surtout, où malgré la présence de l'huile les vomissemens ne pouvaient
pas avoir lieu, les résultats étaient assez prononcés.

La morphine a été essayée en dissolution dans
l'alcool par M. Sertuerner ; il en prit avec des
jeunes gens par doses de demi-grains, de quart-
d'heure en quart-d'heure, un grain et demi. La
rapidité avec laquelle les symptômes se déclarè-

rent, la violence des signes d'excitation dans la circulation et de congestion cérébrale, tendraient à confirmer encore cette idée, que l'opium et ses préparations unis aux alcooliques agissent plus promptement qu'à l'ordinaire et portent leur action plus fortement sur le cerveau.

Enfin, on a fait usage de la morphine *isolée*, soit en cristaux, soit en poudre, sur l'homme et les animaux. Toutes les fois que chez ces derniers on a obtenu des signes d'empoisonnement, ils ont été de même nature que ceux produits par les préparations de morphine déjà examinées ; mais les phénomènes ont toujours été moins intenses à doses égales.

M. Orfila a donné douze grains de morphine à un chien de moyenne taille, sans aucun effet. M. Mulder a vu la même dose de morphine, réduite en poudre, et donnée à l'intérieur, déterminer chez un chien les horripilations, la stupeur, la paralysie des extrémités postérieures, etc. L'animal se rétablit. Six grains de la même substance en poudre, donnés par M. Mulder à une chienne, ne déterminèrent que des tremblemens, un peu de stupeur, quelques mouvemens spasmodiques sans paralysie des membres postérieurs.

M. le docteur Bailly a observé que la morphine pure a autant d'action sur l'homme que ses sels solubles. Ces résultats, contradictoires avec ce que l'on a vu sur les animaux, ne sont peut-être pas inexplicables : on n'a jamais fait usage sur l'homme que de très-petites quantités de morphine, et il serait possible de concevoir que ces faibles doses aient pu se dissoudre en totalité dans les fluides acides de l'estomac; mais il est très-probable qu'à doses élevées un poids déterminé d'acétate de morphine produirait, chez l'homme comme chez les animaux, des accidens plus graves que le même poids de morphine pure; et cependant il y aurait bien plus de substance vénéneuse introduite dans le dernier cas, puisque l'acide entre pour une certaine quantité dans l'acétate : en d'autres termes, il y a, à poids égal, plus de poison dans la morphine isolée que dans ses sels.

J'ai déjà dit que j'avais fait quelques expériences pour comparer l'action de la morphine unie à de l'huile avec celle de l'acétate. La facilité de me procurer soit des lapins, soit des oiseaux de même taille et dans les mêmes conditions, m'a permis d'avoir des résultats que je peux regarder comme exacts, et je n'ai jamais trouvé de différences appréciables dans la nature des symptômes. Une seule fois, j'ai obtenu sur un lapin des effets assez remarquables pour que je les rapporte ici.

Expérience. — Sur un lapin de quatre mois environ, vif et bien portant, faisant de soixante à soixante-dix inspirations par minute.

Le 7 juin, à 7ʰ 20′ du matin, je lui fais avaler huit grains de morphine broyée et délayée dans une once environ d'huile d'olive. A 8ʰ 20′, il est immobile. A 9ʰ 30′, accroupi dans un coin avec un peu de stupeur; affaiblissement très-prononcé, la tête tombe lentement vers le sol, et dès qu'elle le touche, elle se relève brusquement pour retomber encore. Vingt-cinq inspirations très-lentes; la pupille n'est pas modifiée d'une manière appréciable. A 10ʰ, couché sur le côté en demi-cercle, presque comme un chien; quelques mouvemens spasmodiques des membres postérieurs. A 1ʰ, stupeur moindre; mouvemens singuliers de la tête, qui se porte de côté et d'autre, comme si l'animal était étourdi. A 3ʰ, la stupeur est revenue; je m'aperçois alors que le lapin est dans une sorte d'état cataleptique; les membres, la tête gardent la position qu'on leur donne, même lorsqu'elle exige des efforts musculaires. Ils reviennent lentement au repos au bout d'un certain temps. La stupeur cesse et revient par accès, et toujours la catalepsie existe avec la stupeur. La pupille reste toujours immobile. A 7ʰ du soir, même état.

Le 8, à 6ʰ du matin, le lapin a eu pendant

la nuit des évacuations alvines liquides formées d'une pulpe herbacée. Plus de catalepsie ; mouvemens vagues de la tête ; quelquefois elle est tremblante comme celle de certains vieillards. Même état jusqu'à 6^h du soir. Il mange un peu à cette heure-là.

Le 9, à 6^h du matin , il a uriné et rendu des excrémens solides et globuleux comme dans l'état sain. La tête ne tremble plus ; il reste de la faiblesse ; l'animal mange bien.

Le 10, la guérison paraissait complète.

Sprœgel a vu quelque chose de semblable sur un chien empoisonné par l'opium ; il fut pris de *catalepsie.*

Une pie à qui j'avais donné dix grains de morphine , broyée dans de l'huile d'olive , présenta , outre les efforts de vomissement, qui étaient presque continuels, et qu'il était très-difficile d'empêcher ; outre la fréquence des déjections alvines, dont il y eut plus de vingt en neuf heures ; présenta, dis-je, le phénomène déjà indiqué de la chute lente de la tête, qui se relevait dès que le bec touchait à terre. Plus tard , c'était le sommet de la tête, et non le bec, qui allait toucher le sol. Les autres symptômes n'offrirent rien de particulier.

Des moineaux empoisonnés avec la morphine dans l'huile ont présenté les phénomènes déjà décrits pour l'acétate de cette base : ils ont vomi plus souvent, et ont eu des déjections alvines assez fréquentes avant de succomber, ce qui était dû très-probablement à la nature du véhicule.

CHAPITRE III.

COMPARAISON DES EFFETS DE L'OPIUM ET DE LA MORPHINE.

En comparant les effets de l'acétate de morphine, ou plus généralement ceux de la morphine, puisque son action est, à ce qu'il paraît, toujours la même, sous quelque forme qu'on l'emploie ; en comparant, dis-je, ces effets avec ceux de l'extrait d'opium, on trouve une grande similitude et quelques différences dans la manière d'agir des deux médicamens.

Chez les animaux sans vertèbres, on peut regarder les différences comme nulles ; on en trouve déjà quelques-unes dans les derniers vertébrés, surtout dans les amphibiens, sur qui l'acétate de morphine a beaucoup moins d'action que l'extrait d'opium.

Dans les vertébrés supérieurs (*mammifères oiseaux*), on trouve aussi quelques différences ; nous ne nous y arrêterons pas ; il est plus important pour nous de connaître celles qui peuvent exister chez l'homme et conduire à des résultats thérapeutiques utiles.

Si nous comparons l'action de l'extrait d'opium à celle de l'acétate de morphine , surtout en nous appuyant des observations de M. Bailly , nous voyons que ce sel n'agit pas tout-à-fait sur l'homme comme l'extrait d'opium. Il détermine bien l'excitation cérébrale , quelques signes de congestion , l'affaiblissement du tissu musculaire , la diminution dans la vivacité des sensations , etc.

Mais excepté les éruptions cutanées , on n'observe souvent , après l'emploi de la morphine , ni chaleur à la peau , ni gonflement , ni sueurs , ni élévation considérable du pouls , ni aucun des signes du transport du sang à la périphérie , et de son accumulation dans les vaisseaux capillaires.

Cette absence d'engorgement dans les petits vaisseaux nous explique la plupart des autres différences observées : c'est parce que la sueur ne se fait pas par la peau qu'elle se porte souvent sur l'intestin, où elle détermine la diarrhée : c'est encore parce que la sérosité ne peut pas s'écouler au-dehors, qu'elle reflue dans le péritoine, où elle est absorbée par la vessie; et alors nous voyons sur l'homme le phénomène observé sur les animaux qui ne peuvent pas suer, je veux dire la plénitude de la vessie. Quant à la difficulté dans l'émission des urines , elle paraît tenir à la paralysie de ce viscère, comme l'a fort bien observé M. Bailly. L'absence de ce phénomène, chez la femme lui a fait penser que l'engorgement de la prostate pourrait aussi contribuer à le produire : la chose est encore possible ; mais il suffit, pour concevoir cette différence, de se rappeler que chez la femme la vessie est bien plus soumise à l'influence de la volonté que chez l'homme, et que sur ce dernier les parois de l'urètre, soutenues par la prostate, résistent plus fortement que chez la femme à l'écoulement de l'urine, et nécessitent un effort plus considérable des parois de la vessie.

L'accumulation sanguine dans les capillaires ne manque pas toujours après l'emploi de l'acétate de morphine, et alors la médication narcotique se présente avec tous les caractères qui lui sont propres. Le pouls est plein, la peau chaude ; la sueur coule en abondance, l'urine diminue en quantité et devient plus concentrée, la constipation a lieu comme avec l'opium.

L'absence fréquente du mouvement de périphérie du sang, après l'emploi de l'acétate de morphine, est importante à noter, parce qu'elle pourra peut-être permettre l'emploi de ce sel dans des cas où l'opium pourrait nuire ; et d'un autre côté, la morphine ne conviendra peut-être pas dans beaucoup de cas où l'opium procure des effets avantageux. Il se pourrait très-bien que dans les fièvres intermittentes , et en général dans toutes les maladies où les bons effets de l'opium sont dus à l'accumulation du sang dans les petits vaisseaux , la morphine ne fût pas aussi efficace.

Elle lui serait peut-être préférable dans d'autres circonstances où l'on voudrait agir sur le système nerveux , sans modifier la circulation , et surtout lorsque l'on aurait à craindre un engorgement dans les capillaires.

Je n'émets ces idées que comme des résultats théoriques ; c'est au temps et à l'expérience à les confirmer ou à les détruire. Je remarquerai pourtant que beaucoup de praticiens habiles préfèrent déjà employer l'acétate de morphine chez les phthisiques, parce qu'il ne provoque pas aussi souvent que l'opium des sueurs abondantes toujours nuisibles , et une sorte de mouvement fébrile.

Mais , d'un autre côté , l'acétate de morphine n'est pas aussi efficace que l'opium contre la diarrhée, qui fatigue souvent les phthisiques.

Je remarquerai encore , comme venant à l'appui de ces différences , que M. Bailly a observé un grand nombre de fois que l'acétate de morphine ne produit aucun bon effet pour provoquer les hémorroïdes ou les règles.

Je pourrais indiquer quelques autres différences moins importantes dans la manière d'agir de l'opium et de la morphine ; les faits recueillis ne sont pas encore assez nombreux pour le faire. M. Barbier dit que l'acétate de morphine tourmente peut-être moins les organes digestifs que l'opium ; il n'indique pas de faits à l'appui de son opinion.

CHAPITRE IV.

EFFETS DE LA NARCOTINE SUR L'ÉCONOMIE ANIMALE.

§ Ier.

Effets de la narcotine sur l'homme.

LES effets qu'ont observés divers expérimentateurs, après l'emploi de la narcotine, sont tellement différens les uns des autres, qu'il serait impossible, d'après ce que l'on a observé jusqu'à ce jour, de donner une idée générale de l'action exercée par cette substance sur l'homme; je me bornerai à rapporter des faits.

EXPÉRIENCES.

1re *expérience sur moi.* — 15 juin, à 6^h 45′ du matin, l'artère donnant quatre-vingt-quatre pulsations pleines et régulières par minute, j'ai avalé un quart de grain de narcotine broyée dans quelques gouttes d'huile d'olive. A 7^h, quatre-vingt-douze pulsations. A 7^h 3o′, quatre-vingts pulsations un peu irrégulières. A 8^h 15′, elles présentaient encore ce caractère. N'éprouvant pas d'autre effet, j'ai cessé de m'observer depuis cet instant.

(293)

2e *expérience.* — 17 juin, à 6^h 45′, j'ai répété la même expérience, avec un demi-grain de narcotine broyée dans de l'huile, et je n'ai pas eu d'autres changemens que ceux de l'irrégularité dans le pouls. A 10^h 45′, il n'existait plus d'irrégularité.

3e *expérience.* — 19 juin, à 7^h 15′, le pouls donnant quatre-vingt-six battemens réguliers, j'ai avalé un grain de narcotine dissoute dans de l'acide acétique faible. A 7^h 35′, légère tension dans la tête pendant près d'un quart-d'heure. A 8^h 15′, le pouls est petit et serré. A 8^h 30′, très-irrégulier : quatre-vingt-quatre pulsations par minute. A 9^h 30′, l'irrégularité persiste : quatre-vingt-six pulsations. A 10^h 30′, soixante-dix-huit pulsations peu irrégulières. Je cesse de m'observer.

4e *expérience.* — 21 juin, à 6^h 50′, le pouls battant quatre-vingt-cinq fois par minute, j'ai avalé trois quarts de grain de narcotine pure et cristallisée. Elle est tout-à-fait sans saveur. A 7^h 4′, quatre-vingt-quinze pulsations irrégulières dures. A 7^h 10′, quatre-vingt-dix pulsations. A 7^h 15′, quatre-vingt-deux pulsations souples presque régulières. A 7^h 45′, pouls souple très-irrégulier. A 10^h 30′, il est revenu à l'état normal. J'ai pris une dernière fois un grain de narcotine cristallisée; les effets furent à peu près les mêmes que ceux que je viens d'indiquer.

Des expériences nombreuses ont été faites à

l'hôpital de la Pitié , par M. Bailly , avec de la narcotine fournie, soit par la pharmacie des hôpitaux de Paris, soit par M. Dérosne, et unie aux acides hydro-chlorique et acétique faibles. M. Bailly commença ses expériences , sur différens malades, avec de petites doses, sans obtenir d'effets appréciables. Rassuré par ces premiers essais contre les propriétés délétères de la narcotine , il en augmenta rapidement la dose, et s'éleva à trente-deux, soixante, soixante-dix grains dans les vingt-quatre heures. Souvent il n'obtenait aucun résultat. D'autres fois il observait quelques légers symptômes produits par la narcotine : des nausées, un peu de trouble dans la vue , de la contraction dans les pupilles , de légers vertiges , des tremble-mens, un peu d'excitation de l'appareil génital dans les deux sexes. Chez un malade, quarante-trois grains de la narcotique préparée par M. Dé-rosne causèrent, pendant une nuit, des tressail-lemens qui revenaient par le plus léger bruit. M. Bailly a pu donner cent vingt grains et jusqu'à cent quarante grains de narcotine en un jour à un jeune homme, qui n'en ressentit d'autre effet que de légers vertiges qui durèrent peu.

Ces résultats ont fait penser à M. Bailly que la narcotine ne peut être rangée dans la classe des médicamens, puisqu'elle n'a aucune action cons-tante et déterminée sur les organes.

D'autres médecins ont fait des expériences avec la narcotine sur l'homme, et ont obtenu des effets très-marqués de son action.

M. Magendie produisait du calme en donnant un demi-grain d'acétate de morphine par jour à une demoiselle atteinte d'une affection chronique avec insomnie. Il essaya d'y substituer un demi-grain de narcotine, qui causa une agitation extrême, de la céphalalgie et d'autres signes d'excitation.

Les observations de M. Magendie et ses expériences sur les animaux, l'avaient porté à renouveler l'idée des anciens, qu'il existait dans l'opium deux principes, l'un excitant et l'autre sédatif. Il regardait la narcotine comme jouissant de la première de ces propriétés, et la morphine comme jouissant de l'autre. Les expériences faites par d'autres observateurs n'ont pas été favorables à cette hypothèse. C'est d'après elle que M. Robiquet avait proposé de préparer l'extrait aqueux d'opium en le lavant avec l'éther pour lui enlever le principe que l'on regardait comme irritant. Alphonse Leroy avait déjà recommandé, dans le choléra-morbus, ce qu'il appelait le *laudanum gommeux* : c'était l'opium purifié par l'éther, dont les effets lui paraissaient plus avantageux que ceux de l'extrait simple. Des expériences faites avec l'extrait d'opium préparé par cette méthode ont prouvé qu'il n'est pas uniquement sédatif. M. Orfila l'a donné à doses élevées à des chiens qui sont morts dans les convulsions; ce qui se concevrait très-bien, même en supposant que l'éther enlève toute la narcotine, puisque la morphine agit sur le système cérébro-rachidien comme l'opium même.

M. Barbier dit, dans son Traité de matière médicale, qu'un grain de narcotine avait procuré du sommeil comme le faisait un demi-grain d'acétate de morphine, mais que le lendemain matin la personne qui en avait fait usage ressentit une très-violente céphalalgie accompagnée d'une sorte de stupeur générale. Le soir, deux nouveaux grains de narcotine procurèrent du sommeil pendant la nuit, et furent suivis le matin d'un très-grand mal de tête. Vers le milieu du jour, le malade tomba dans un accablement extrême qui dura toute la nuit, bien que la narcotique eût été supprimée. Le matin, il fut dans l'état le plus alarmant : décoloration des lèvres et de la figure, refroidissement de tout le corps, assoupissement, d'où il était très-facile de tirer le malade ; alors il causait, s'asseyait sur son lit ; les facultés intellectuelles n'étaient nullement troublées ; mais il éprouvait des vertiges et des éblouissemens prolongés. La tête était pesante, les pupilles contractées ; la figure n'était pas gonflée, ni les paupières pendantes ; il n'y avait ni hébétude ni narcotisme. Pouls fai-

ble, petit, lent. Le malade paraissait ne pas souf-
frir beaucoup; il est resté dans cet état jusqu'au
jour suivant, et ne s'est rétabli qu'avec peine.

§ II.

Effets de la narcotine sur les animaux.

On a observé moins de différences dans la manière d'agir de ce principe sur les mammifères
que sur l'homme; au moins les expérimentateurs
diffèrent moins à cet égard.

Voici les résultats les plus remarquables des
expériences faites sur les chiens par M. Orfila.

Dix ou douze grains du principe de Dérosne,
dissous dans six ou huit gros d'huile d'olive et
introduits dans l'estomac des chiens, déterminent
les effets suivans : Quinze ou dix-huit heures après
leur administration, les animaux éprouvent des
nausées, qui ne tarderaient pas à être suivies de
vomissemens, si on ne s'opposait point à l'expul-
sion des matières contenues dans l'estomac; ils
paraissent plus faibles et comme dans un état de
stupeur; leurs extrémités postérieures fléchissent
peu à peu; la respiration est un peu accélérée :
bientôt après ils se relèvent pour se porter en
avant et semblent plus éveillés. Cet état dure plusieurs heures, jusqu'à ce que la faiblesse soit assez
considérable pour forcer les animaux à se coucher

sur le ventre ou sur le côté, attitude dans laquelle ils meurent au bout de quelques heures.

La mort est précédée de légers mouvemens convulsifs dans les membres; elle arrive à la fin du deuxième, du troisième ou du quatrième jour; du reste, on n'observe ni vertiges, ni paralysie des extrémités, ni cris plaintifs, ni secousses convulsives fortes, comme cela a lieu avec la morphine et avec l'opium : les organes des sens exercent librement leurs fonctions. A l'ouverture des cadavres, on ne découvre aucune altération dans le canal digestif.

On remarque des effets analogues lorsqu'on administre trente grains de ce principe dans trois onces d'huile; toutefois les animaux poussent quelques plaintes, surtout lorsqu'on les touche. Dans un cas de ce genre, où la mort n'était survenue qu'à la fin du troisième jour, la membrane muqueuse de l'estomac était enflammée et excoriée dans plusieurs de ses parties. Les intestins, le cœur, les poumons et le cerveau étaient sains.

La narcotine peut être donnée impunément aux chiens à la dose de quarante grains, si on la fait dissoudre dans de l'eau aiguisée d'acide hydrochlorique ou dans de l'acide nitrique. Ce fait s'accorde à merveille avec les observations du docteur Bailly, qui a souvent administré à l'homme, sans occasioner le moindre accident, soixante grains de ce principe dissous dans l'acide hydro-chlorique très-faible.

Lorsqu'il a été dissous dans l'acide acétique faible et introduit dans l'estomac des chiens à la dose de trente grains, il produit les effets suivans : au bout de cinq minutes, les animaux paraissent effrayés et reculent ; leur démarche est un peu vacillante ; trois ou quatre minutes après, ils ne peuvent plus se soutenir et tombent sur le côté ; ils éprouvent des convulsions horribles ; la tête, constamment agitée, se renverse sur le dos, la respiration est précipitée, la bouche se remplit d'écume, on entend de légères plaintes. Cet accès, dont la durée est de plusieurs minutes, est suivi d'un intervalle lucide pendant lequel les animaux restent couchés sur le côté sans qu'il leur soit possible de se tenir sur leurs pattes ; ils voient, ils entendent, et ne poussent aucune plainte. Deux à trois minutes après cet état de calme, il se manifeste un nouvel accès semblable au précédent, qui dure deux ou trois minutes ; ces attaques se renouvellent dix ou douze fois : alors les animaux ne restent plus un moment sans éprouver des mouvemens convulsifs, moins forts toutefois que ceux que l'on avait remarqués pendant les accès ; quelques heures après, les convulsions cessent et sont suivies d'une grande faiblesse et d'une stupeur marquée. La mort arrive six, huit ou dix heures après le commencement de l'expérience. M. Magendie compare, avec raison, l'état des animaux qui sont sous l'influence de cette dissolution à celui des chiens empoisonnés par le camphre. A l'ouverture des cadavres, faite le lendemain, on voit que les vaisseaux de la dure-mère sont légèrement engorgés ; que les poumons sont roses, crépitans, et nullement gorgés de sang ; que le cœur contient du sang noir coagulé; que la membrane muqueuse de l'estomac est rouge dans plusieurs de ses parties, noire et échymosée dans d'autres ; que le foie, la rate et les intestins sont dans l'état naturel, excepté la fin du rectum, qui offre une couleur rouge.

M. Bailly a fait quelques expériences sur des chiens avec de la narcotine dissoute dans de l'huile ; il a obtenu des effets très-prononcés, mais jamais la mort, parce qu'il n'a pas dépassé la dose de huit grains de principe cristallisable.

J'ai fait quelques expériences avec la narcotine en dissolution dans l'acide acétique faible ou dans l'huile ; je l'ai essayée sur des carnassiers, des lapins et des oiseaux ; et les résultats que j'ai obtenus m'ont paru tellement semblables à ceux produits par la morphine, que si je ne m'étais servi le plus souvent de narcotine préparée chez M. *Robiquet*, j'aurais pu douter de sa pureté. D'ailleurs, c'était de celle dont je me suis servi sur moi-même, et que j'avais trouvée parfaitement insapide ,lorsqu'elle était isolée.

EXPÉRIENCES.

1re *expérience.* — Sur un chat, âgé de deux mois environ, très-bien portant.

A 7h 15', il avale vingt grains de narcotine broyée et en partie dissoute dans une demi-once d'huile d'olives. A 7h 33', il vomit un fluide trouble, blanchâtre, filant. A 9h, il vomit encore ; jusque-là, il a joué avec la vivacité ordinaire à ces petits animaux. A 10h, raideur des membres postérieurs. A 11h, raideur augmentée ; légers tremblemens du corps. A 1h, les membres sont raides et tremblans, les postérieurs surtout ; la marche est chancelante. A 2h 45', excrétion alvine, les mouvemens sont plus libres ; l'animal reprend sa gaîté. Le lendemain, il était complètement rétabli.

2e *expérience.*— Sur un lapin de quatre mois, faisant soixante-quinze inspirations par minute.

A 7h 35', je lui donne quinze grains de narcotique broyée, et en partie dissoute dans une once d'huile d'olive. A 9h 50', légères horripilations par instans. A 10h 35', il est couché sur le ventre, la mâchoire inférieure appuyée sur le sol ; l'animal ressaute par le plus léger bruit. Sorte de spasme dans les muscles abdominaux, comme s'il avait le hoquet ou s'il faisait effort pour vomir. Trente-six inspirations irrégulières. A 11h

20′, il urine. A 6ʰ du soir, membres postérieurs raides et tremblans. A 7ʰ 5o′, accès tétanique, tout-à-fait semblable à ceux produits par l'opium ou la morphine; la tête se renverse sur le dos; les membres postérieurs se portent en arrière; la colonne vertébrale se raidit; la respiration est haletante; de temps en temps il y a des secousses tétaniques. A 8ʰ, nouvel accès; ils se renouvellent plusieurs fois, et l'animal meurt à 1oʰ 15′, à la fin d'un accès, en s'étirant fortement. A l'examen du cadavre, j'ai trouvé les vaisseaux des membranes cérébrales engorgés; la pulpe cérébrale et rachidienne présentait sa couleur et sa consistance ordinaires; les poumons étaient colorés en rouge violet par des infiltrations sanguines partielles; les cavités droites du cœur contenaient du sang noir liquide; celles du côté gauche étaient presque vides. Muqueuse gastro-intestinale d'un blanc rosé; la vessie contenait une médiocre quantité d'urine.

J'ai empoisonné, avec de la narcotine tantôt pure et cristallisée, tantôt en solution dans l'huile ou l'acide acétique faible, des oiseaux (pies, moineaux, etc.), et j'ai vu ordinairement, chez eux, des vomissemens, des tremblemens dans les ailes, des horripilations , la raideur des pattes et des doigts, des convulsions, des accès tétaniques se renouvelant par le bruit ou le choc; en un mot, j'ai eu sur eux, comme sur les lapins, les signes de l'empoisonnement par l'opium et la morphine. Cependant il fallait des doses de poison beaucoup plus considérables pour déterminer les mêmes accidens qu'avec l'acétate de morphine.

EXPÉRIENCE.

J'ai donné à un moineau, à 7^h 25′, un grain et demi de narcotine broyée dans de l'huile d'olive, et formant une pâte demi-liquide. A 7^h 55′, il est chancelant et fait des efforts pour vomir. A 8^h, nouveaux efforts de vomissemens ; il rejette un peu de mucus filant ; les ailes sont traînantes. A 8^h 12′, horripilations, raideur des pattes, ailes tremblantes, excrétions alvines. A 8^h 20′, agitation extrême, convulsions ; la tête et la queue se renversent sur le dos ; respiration haletante, entrecoupée. A 9^h 5′, les forces diminuent ; les convulsions perdent de leur intensité. L'affaiblissement a augmenté de plus en plus, et la mort a eu lieu à 10^h 35′ du matin, à la suite d'un accès tétanique peu violent ; la tête et la queue étaient relevées vers le dos, les pattes raides et dirigées en arrière.

Je n'ai pu faire d'expériences avec la narcotine sur les animaux sans vertèbres, ce principe n'étant soluble que dans des liquides vénéneux pour ces animaux (huiles, acides, éther).

Malgré les expériences faites par MM. Magendie, Bailly, Orfila, avec la narcotine, les faits ne sont pas encore assez nombreux pour que l'on puisse établir sur quelque chose de positif la manière d'agir de cette substance dans l'économie. On le peut d'autant moins que les observations sont loin de donner des résultats semblables. C'est ce qui a fait dire avec raison, par M. Barbier, que tout ce qui tient à l'opération de la narcotine sur l'économie animale est mal connu. Il est porté à croire que ce principe porte une influence malfaisante délétère sur le cerveau et sur la moelle épinière ; que cette influence trouble d'abord, qu'elle arrête même les mouvemens, l'action de ces parties, et que c'est par ce mécanisme qu'elle cause la mort. (Voyez *Matière méd.*) Quant au désaccord qui existe parmi les observateurs, au sujet des propriétés pharmacologiques et vénéneuses de la narcotine, il croit qu'il peut procéder de plusieurs causes.

1°. L'inconstance de ses effets peut tenir à sa nature chimique. Cette substance éprouverait, dans sa préparation, des modifications qui exalteraient et qui d'autres fois diminueraient sa force agissante ; 2° la narcotine n'est pas soluble dans les sucs aqueux ; son inertie peut dépendre de ce qu'elle n'aurait pas été absorbée ; 3° des circonstances très-variées d'organisation peuvent changer l'opération du principe qui nous occupe ; des dispositions dissemblables de l'encéphale de la

moelle épinière aideront ou au contraire affaibli-
ront sa puissance.

La différence de composition chimique est
peut être celle de toutes ces causes qui a le plus
contribué à produire jusqu'à ce jour des différences si grandes dans la manière d'agir de la
narcotine sur les animaux. La nature du véhicule
avec lequel on l'associe paraît aussi y entrer
pour beaucoup, comme l'ont prouvé les expériences de M. Orfila. J'avoue pourtant n'avoir pas
trouvé de différences bien sensibles dans les effets produits par la narcotine dissoute dans l'huile
d'olive et dans l'acide acétique faible.

CHAPITRE V.

DE L'ACTION DES PRINCIPES CONSTITUANS DE L'OPIUM AUTRES QUE LA MORPHINE ET LA NARCOTINE.

IL résulterait des expériences faites avec les divers principes constituans de l'opium, que c'est à la morphine et à la narcotine seules que doivent être attribuées les propriétés médicinales et vénéneuses de l'opium. L'acide méconique, par exemple, a été administré à l'homme et aux animaux sans produire aucun des effets de l'opium. M. Sertuerner seul a vu, une fois, trois grains de méconate de soude causer, sur un jeune chien, des vomissemens, la paralysie des extrémités postérieures, de la difficulté dans la respiration ; l'animal guérit parfaitement. M. Sertuerner lui-même a pris cinq grains d'acide méconique sans effet. Il dit en avoir éprouvé une autre fois de la douleur à la gorge. MM. *Vogel* et *Sœmmering* ont donné à un chien de l'acide méconique d'abord, et ensuite dix grains de méconate de soude, sans qu'il ait présenté aucun signe d'empoisonnement. MM. *Grape* et *Lœwer* ont avalé, le premier, trois grains, et l'autre, treize grains d'acide méconique pur, sans effet. Une autre fois, douze grains ont provoqué, sur M. *Lœwer*, trois évacuations alvines.

Deux scrupules et demi de méconate de soude, donnés par eux à une femme qui avait le ténia, ne produisirent, après plusieurs heures, qu'une légère congestion à la tête et une selle liquide.

Enfin, vingt grains d'acide méconique pur, et six grains de méconate de soude, donnés à des chiens par M. *Mulder*, ont été sans effet.

On a fait peu d'expériences avec les autres principes de l'opium isolés ; mais on les a essayés réunis, après avoir enlevé les principes cristallisables, et on a eu peu ou point de signes d'empoisonnement. M. Orfila a fait des expériences avec de l'extrait d'opium dont on avait enlevé la morphine et le principe de Dérosne. Dix-huit grains de cet extrait, dissous dans de l'eau aiguisée d'acide acétique, ont été tour-à-tour injectés dans l'estomac et dans le tissu cellulaire de la partie interne de la cuisse de plusieurs chiens petits et faibles ; ces animaux n'ont éprouvé que de légers symptômes d'empoisonnement, qui n'ont par tardé plus d'une heure à se dissiper. M. Orfila les attribue à des parcelles de morphine restées dans l'extrait. (*Toxicol. génér.* 3ᵉ édit. t. II, p. 85.)

Qu'il me soit permis de terminer cette dissertation par quelques considérations sur la composition de l'opium et la nature de ses principes constituans.

Malgré les belles découvertes de la chimie moderne , nos connaissances sur cette matière sont loin d'être complètes. Les proportions des divers principes actifs de l'opium doivent varier suivant le climat, le mode de culture, les procédés de préparation , etc. ; cependant l'on ignore les différences qu'il y a sous ce rapport entre les diverses qualités d'opium , et la chimie n'a pas encore fait connaître quelles sont les limites de variation qui peuvent exister dans les proportions de la morphine et de la narcotine , soit entre elles, soit par rapport aux autres principes contenus dans l'opium.

La nature alcaline de la morphine , qui facilite singulièrement sa préparation , ses propriétés chimiques très-prononcées , qui facilitent ses essais par les réactifs, permettent de la regarder comme une substance bien isolée ; et son action assez constante sur l'économie animale confirme cette idée. Mais. en est-il de même de la narcotine ? Les grandes différences qu'elle présente dans sa manière d'agir sur les êtres vivans ne dépendent-elles pas en partie de ce que cette substance n'est pas toujours bien pure, et de ce que, suivant les procédés de préparation ou le degré de concentration des dissolvans employés, tels que l'éther, elle retient, avec elle, soit de la morphine , soit peut-être d'autres principes dans des proportions variables ? Probablement on résoudrait en partie cette question en appliquant ici la méthode employée par M. *Chevreul* pour la détermination des principes immédiats organiques considérés comme *espèces.*

Remarquons encore que l'on ne connaît que bien imparfaitement *l'état* dans lequel se trouvent les principes actifs dans l'opium ; et cependant c'est une circonstance dont on doit beaucoup tenir compte dans les analyses organiques , comme l'a observé M. *Chevreul.* C'est , sans doute, parce que nos procédés chimiques changent *l'état* des principes actifs de l'opium en les isolant , qu'ils en affaiblissent les propriétés sur l'économie animale. Ainsi la morphine unie à l'acide acétique est à peine plus active que l'extrait aqueux d'opium à doses égales, comme l'avait déjà remarqué M. Orfila ; et cependant il y a bien moins de morphine employée sous cette dernière forme.

Il est certain que jusqu'à ce jour la chimie n'a pas pu retirer de l'opium un principe qui reproduisît exactement les mêmes effets que ce suc. Dans l'état actuel de nos connaissances , l'extrait aqueux paraît être la préparation d'opium la plus sûre et la plus constante dans ses effets. Nysten le disait il y a vingt ans , et sa proposition me paraît encore aussi vraie aujourd'hui qu'elle l'était alors.

FIN.

TABLE DES MATIÈRES.

DEUXIÈME PARTIE.

Action des principes isolés de l'opium.

FAUTES A CORRIGER.

Pag. 10, lig. 5 et lig. 12, M. *Sertuémer*, lisez M. *Sertuerner*.

Pag. 113, lig. 19, les *sucs* pulmonaires, lis. les *sacs* pulmonaires.

Pag. 128, lig. 5, chez les *cyprius*, lis. chez les *cyprins*.

Pag. 142, lig. 5, vibrio *asceti*, lis. vibrio *aceti*.

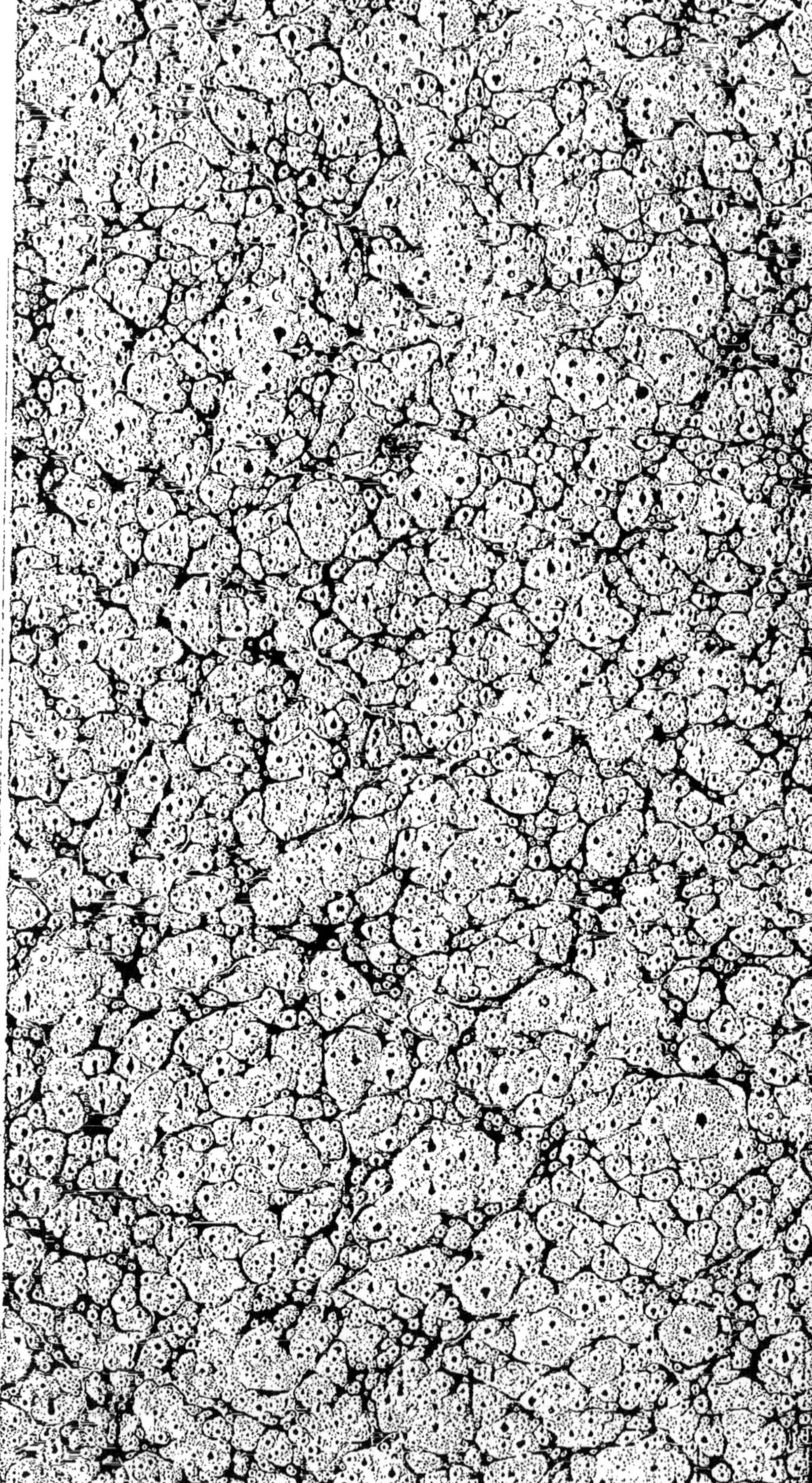

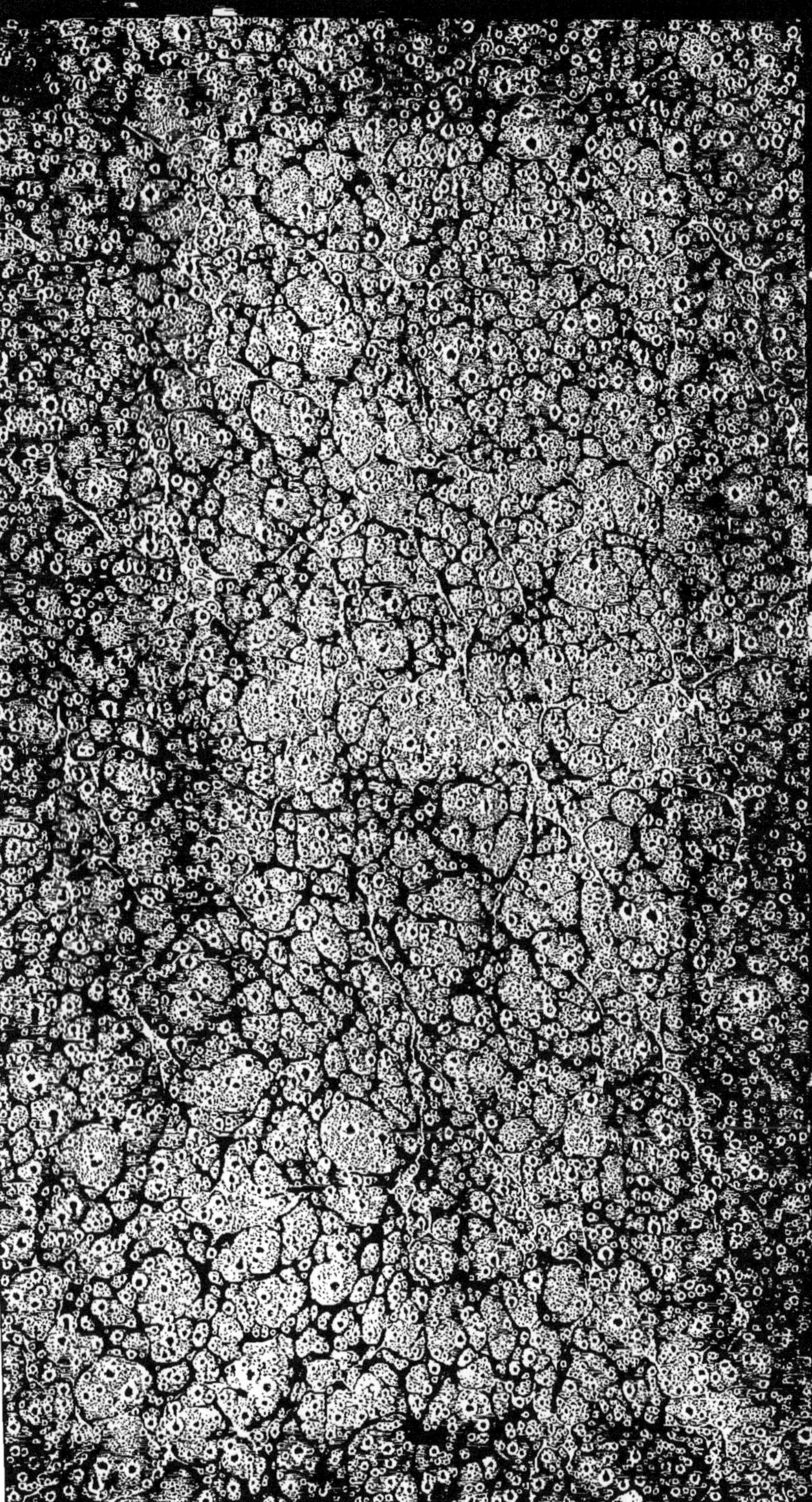